ÉTUDES

SUR LA FIÈVRE INTERMITTENTE PERNICIEUSE

DANS LES CONTRÉES MÉRIDIONALES.

—

ÉTUDES

SUR

LA FIÈVRE INTERMITTENTE PERNICIEUSE

DANS LES CONTRÉES MÉRIDIONALES,

Par le Dr Gouraud, père.

> Si j'avais suivi votre doctrine plus tôt, beaucoup de malades qui sont morts entre mes mains, vivraient encore.
>
> *Lettre d'un médecin de la Reine d'Angleterre à Léonard Botalli.*

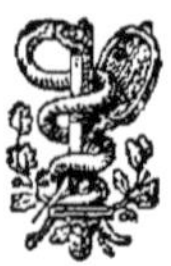

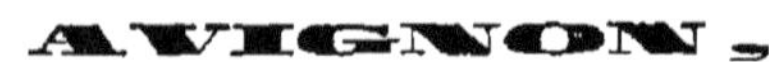
AVIGNON,

IMPRIMERIE ET FONDERIE DE L. AUBANEL.

—

1842

A

Messieurs

LES MEMBRES DU CONSEIL DE SANTÉ

DES ARMÉES,

Faible tribut de son expérience,

L'Auteur,

Médecin de la Succursale de l'Hôtel des Invalides.

Première Partie.

DE LA FIÈVRE

INTERMITTENTE PERNICIEUSE

QUI SÉVIT TOUS LES ANS A AJACCIO.

> Quæque ipse miserrima vidi
> Et quorum pars magna fui.
>
> VIRG.

Prolégomènes.

—

DOCTRINES SUR LE TRAITEMENT DES FIÈVRES INTERMITTENTES PERNICIEUSES.

1° MORTON : — *Denique ne cortex peruvianus nec aliud quodcumque febrifugium tempore paroxismi propinandum est, sed in intervallis.* (Richard Morton, *Oper. Medic.*)

« Car, dit le médecin anglais, quand le ve-
« nin est en vigueur, les forces de l'antidote
« affaiblies par le levain empoisonné de
« l'estomac, ne pouvant pas se déployer
« librement, et lutter contre l'ennemi avec
« autant de succès que dans l'intervalle des
« paroxismes, est sans action. En outre,
« comme la liqueur glanduleuse de l'esto-
« mac est soutirée incessamment de la
« masse du sang pour la digestion, le mal-
« aise, les nausées, les envies de vomir et
« le flux de ventre dérangent tellement
« l'économie de l'estomac, que le malade
« ne peut garder qu'un aliment très-léger,
« ou même le rend par haut et par bas; à
« plus forte raison, ne pourra-t-il retenir
« un médicament amer, d'un goût et d'une
« forme désagréables: aussi a-t-on observé
« que les fébricitants qui ont pris volon-
« tiers le quinquina durant la pyrexie étaient
« sujets à le rejeter au temps du paroxisme,
« parce qu'il surchargeait trop leur esto-
« mac, devenu alors plus débile. »

2° Stoll, Dehaen: — « Les fiévreux qui,

« en automne, ont été débarrassés, par les « seuls efforts de la nature ou par les secours « de l'art, d'une bile corrompue, dont le « foyer était dans les premières voies, au- « ront l'accès suivant beaucoup moins fort. »

3° Alibert : — « Mille accidens d'ailleurs « ont averti des dangers attachés à la trop « prompte suppression des fièvres inter- « mittentes. C'est en outre répéter un axiome « connu, que cette commotion violente et « générale des organes vitaux, que ce dé- « placement successif des forces motrices « de la périphérie au centre, du centre à la « périphérie, que cette irritation nerveuse « qui agite avec un grand tumulte le système « circulatoire ; qu'enfin tous les désordres « physiques de l'économie qui se renou- « vellent à des périodes déterminées, sont « absolument nécessaires aux vues curati- « ves et finales de la nature. »

4° Broussais : — « Avant d'établir le trai- « tement, il est nécessaire de connaître au « plus juste la gravité de l'accès et l'état des « organes dans la pyrexie. Toutes les fois

« que, dans un accès pernicieux, la réac-
« tion s'est bien opérée, il faut combattre
« immédiatement les accidens qui existent
« actuellement. Ainsi les sympômes de gas-
« trite, d'arachnitis, de pleurite, etc., seront
« immédiatement attaqués, soit par la sai-
« gnée, soit par les sangsues. »

Formé à l'école de François Torti, pendant notre séjour en Italie, nous n'acceptons aucune de ces doctrines; nous savons que la fièvre intermittente pernicieuse a plus d'acuité et de gravité dans les pays chauds que dans les pays froids ou tempérés, et que là, l'intermittente la plus simple est sujette dans certains temps de l'année à se métamorphoser en pernicieuse. Or, les médecins célèbres que nous venons de nommer pratiquaient à Paris, en Angleterre et en Allemagne. »

Quels seront donc nos guides?

Les Médecins des Hôpitaux de la Corse, de l'Italie et de la Grèce, qui ont pris avant nous pour leur maître le médecin de Modène.

Le Docteur Thiou de la Chaume, médecin de l'Hôpital militaire d'Ajaccio : « Si « on ne brusque pas toutes ces fièvres (in« termittentes pernicieuses) par de fortes « doses de quinquina, les malades peuvent « périr avant le troisième accès, comme « nous l'avons vu pendant notre séjour en « Corse. Ces intermittentes de mauvais « caractère se voient particulièrement dans « les pays chauds. » (*Note de la traduction de Lind sur les maladies des Européens dans les pays chauds et les moyens d'en prévenir les suites.*)

Et ailleurs :

« Les intermittentes bien établies, il y « en a qui prescrivent le quinquina et à « grandes doses. Cette pratique est la meil« leure qu'on puisse suivre en Corse; elle « est sûre et simple.

« On sera peut-être surpris que j'emploie « de bonne heure l'écorce du Pérou dans « les fièvres rémittentes automnales; mais « j'avertis que cela m'a paru très-nécessaire « dans cette île, et que toute pratique

« contraire est meurtrière. C'est ici presque « comme aux Indes orientales ou occiden- « tales : si l'on n'y a pas recours promp- « tement, la maladie dégénère en fièvre « continue, et prend un mauvais carac- « tère (1). »

L'Inspecteur Heurteloup qui a habité dix-huit ans l'Ile de Corse (2), dit dans ses Notes à la traduction de Giannini sur la nature des fièvres et la meilleure méthode de les traiter : « La pratique médicale que « dans le sens d'Hippocrate on pourrait « appeler *perturbante* est surtout nécessaire « contre les fièvres de mauvais caractère, « contre celles dites *pernicieuses*. »

Le Docteur Millet, chef de clinique du baron Michel, médecin en chef de l'Hôpital militaire de Rome, du temps de l'Empire :

(1) Mémoire qui a remporté le prix sur la question suivante proposée par la Société royale de Médecine : « Indiquer « quelles sont les maladies qui règnent le plus communément « parmi les troupes pendant la saison de l'automne ; quels « sont les moyens de les prévenir, et quelle est la méthode « la plus simple, la plus facile et la moins dispendieuse. »

(2) Il se loue beaucoup des Corses.

« Le Docteur Michel a donné le quinquina « à des soldats qui étaient entrés à l'hôpital « dans un état désespérant et il les a fait « revenir, pour ainsi dire, de la mort à la « vie ; lorsque les malades étaient dans un « état léthargique, ou qu'ils offraient d'au- « tres symptômes très-alarmants.

« Il est à remarquer que, lorsqu'on « donne des doses trop faibles de ce re- « mède, si le malade ne succombe pas, la « fièvre se prolonge indéfiniment, et l'éco- « nomie s'habitue au quinquina, qui perd « son action antifébrile. »

Burserius, médecin de Pavie : « *Æstate « et automno sanguinis missio in intermit- « tentibus minus convenit.* »

Le Docteur Fodéré : « On ne peut plus, « comme dans les intermittentes bénignes, « s'attacher en premier lieu à écarter les « complications, pour réduire la fièvre à « son état simple. Ce qui nous paraîtrait ici « une complication est la maladie essen- « tielle : tout y est tellement confondu sous « la même puissance sédative qui écrase

« toute la machine, que, sans égard à la « constitution du sujet et sans attendre « des crises, il faut de suite recourir aux « méthodes de traitement enseignées par « l'expérience ; c'est ce que j'ai appris à « mes propres dépens, ou plutôt à ceux « de mes malades. Dans le commencement « de ma pratique, je croyais devoir atta- « quer ces symptômes graves par les re- « mèdes généraux, la saignée ou le vomitif; « par la première surtout, s'il y avait de « grands maux de tête, accompagnés de « saignement de nez : mais plusieurs fois « aussi, pressé par le danger, j'ai passé de « suite aux fébrifuges, négligeant les remè- « des généraux, ce qui me réussit beaucoup « mieux : plus exercé, j'ai cessé d'être inti- « midé par ces céphalalgies cruelles, pério- « diques même de jeunes gens et d'hom- « mes robustes, qui devenaient tout-à-coup « si aiguës qu'elles donnaient lieu à un « délire furieux. L'idée de phlegmasie, « exigeant des émissions sanguines, eût été « ici très malheureuse, et ces céphalalgies

« ne cédaient qu'au quinquina. J'en dis « autant de ces apparences de saburres « offertes par l'état de la langue, par les « nausées et les évacuations répétées, qui « durent autant que la fièvre, qui l'accom- « pagnent jusqu'à la mort, ou qui cèdent « avec elle.... ; et j'ai appris, répéterai-je « encore, par mon expérience plus que par « les livres, qu'ici le principal emporte « l'accessoire, et que le praticien ne doit « pas perdre un temps précieux à combat- « tre des accidens qui ne sont que l'ombre « de la maladie (1). »

Déjà Cleghorn, après avoir fait la méde-cine à Minorque pendant treize ans, avait senti la nécessité de donner le quinquina plus abondamment et plus promptement aux fébricitants de l'île espagnole qu'à ceux de l'Angleterre et des autres contrées sep-tentrionales. Sandifort s'est vu obligé aux îles Barbades de donner comme Sarcone à Naples, le kina dans le paroxisme fébrile

(1) Fodéré, Leçons sur les épid., t. 2, p. 231.

sans s'arrêter à l'inflammation apparente. La fièvre intermittente pernicieuse dans les contrées méridionales est un monstre qu'il faut étouffer à sa naissance.

Le Docteur Neple qui exerce dans le Berry savait aussi que le climat influe sur la marche et le caractère de la fièvre intermittente, quand il intitula son ouvrage : *Traité sur les Fièvres rémittentes et intermittentes dans les pays tempérés ;* et les médecins de l'Algérie, entre autres le docteur Maillot (1), qui omettent cette restriction et invoquent son autorité à l'appui de leur pratique, vont contre son intention.

Nos jeunes confrères qui tiendront cette clé, auront à leur débarquement en Corse ou en Algérie, une expérience anticipée, et resteront attachés (ce n'est pas douteux) à la doctrine de Torti enseignée en France en 1769 par J.B. Senac dans son excellent livre *De reconditâ Febrium intermittentium*

(1) Traité des Fièvres intermittentes, par le docteur Maillot, p. 9.

tùm remittentium naturâ et de eorum curatione, dont voici les théorêmes qui résument la partie curative de la fièvre intermittente pernicieuse.

1° Præ oculis semper habendum ægrorum discrimen, quod aliquando impensè urget;

2° Non de abigendis certis symptomatis per remedia ipsis aliàs propria cogitandum solummodo, sed præcipuè de retundendâ febrilis veneni vi, et de obtinendis induciis;

3° Majus est in morâ periculum quàm in cortice peruviano adhibendo; unde non ita spectandum nùm calorem concitet, aut quid aliud sequatur ex eo quod aliquatenus noxium esse possit;

4° Tentanda quidem quæcunque in subsidium cum eo febrifugo vocari possunt, sed abigenda quæ ejus vires possunt infringere;

5° Cavendum imprimis ne parcior ejus exhibeatur dosis, brevi enim scopum attingat necesse est.

Que les médecins des pays tempérés adoptent à l'exemple de Senac, la méthode des médecins du midi, rien de mieux; mais que ceux-ci n'imitent pas les médecins des pays froids ou tempérés.

PREMIÈRE OBSERVATION.

INTERMITTENTE COMATEUSE.

Il y a une vingtaine d'années, je fus appelé à la Membrolle, bourg voisin du village de Mettray, très connu aujourd'hui par un établissement de bienfaisance, pour visiter une closière, demeurant dans un bas-fond, presque sur le bord d'une rivière sujette à déborder. M. Vincent, chirurgien de l'endroit, donnait des soins à la malade, et m'attendait chez elle.

A mon arrivée, je vois une jeune femme, d'une constitution robuste, tombée dans le coma, couchée sur le dos, bouche béante, langue sèche, yeux fermés, respiration suspirieuse, pouls plein et fréquent, ventre souple, point d'urine dans la vessie, elle était répandue dans le lit.

Quels sont les antécédents?

« Il y a six jours, cette femme eut un « frisson, de la chaleur avec grand mal de « tête et de la sueur. Elle fut obligée de se « coucher.

« Le lendemain, rien.

« Le surlendemain, la fièvre reparut « avec les trois mêmes stades qui furent « aussi simples.

« Hier, j'ai donné une médecine douce « de manne et de séné; il y a eu quelques « selles sans coliques.

« Aujourd'hui, la fièvre tierce est reve- « nue presque sans frisson, et tout de suite « telle que vous la voyez; je ne conçois « pas.... » C'est encore la fièvre tierce, mais dégénérée en pernicieuse; l'agonie ne me paraît pas éloignée. Cependant je ne veux pas partir sans tenter un remède puissant: donnons-lui bien vîte 6 gros de quinquina dans un verre d'eau, je me charge de les lui faire avaler. Que sait-on? à cet âge, la nature a des ressources dont nous ne connaissons pas l'étendue. Pendant que l'un de nous tenait les narines pincées, j'enfonçais la cuillère à demi-pleine jusqu'au fond de la bouche, et je la tenais de champ entre les mâchoires. La malade serrait les dents sur la cuillère, gardait le liquide dans la bouche et s'efforçait de le cracher; mais il fallait respirer, et à l'instant de l'inspiration, un coup de gosier faisait descendre la cuillerée dans l'estomac avec éclats de toux : la manœuvre fut longue. Le prêtre, qui venait de donner l'Extrême-onction, nous regardait faire, *ut videret finem.* Le coma n'augmenta ni ne diminua pendant deux heures que je restai-là, et je partis laissant quelques instructions au chirurgien, en cas que, contre mon attente, la closière survécût à ce troisième accès.

A quelque temps de là, je vois deux personnes de campagne entrer chez moi d'un air de joie assurée, un superbe coq-d'Inde pendu à la main par le cou. C'étaient le closier de la Membrolle et sa femme qui venaient me témoigner leur reconnaissance : il est pour l'ame du médecin une jouissance immense et durable.

DEUXIÈME OBSERVATION.

Dans le même mois, un officier de santé (il est mort depuis quelques années) de Montrichar (Loir-et-Cher), m'appela auprès de sa mère en danger de mourir. La malade avait assez bien supporté un premier accès de fièvre tierce. Le lendemain du second, son fils crut devoir profiter du jour apyrétique pour lui donner une médecine douce qui la mena bien. Le troisième accès qui vint le jour et à l'heure ordinaires, eut le caractère pernicieux et fut pris pour une attaque d'apoplexie. La famille s'était alarmée et on avait voulu *s'éclairer de mes lumières*. La dame était sans connaissance, couchée sur le dos, yeux ouverts, bouche béante, visage animé, respiration anxieuse, peau chaude et sèche, pouls fort et fréquent; aux premiers renseignemens, je reconnus l'intermittente bénigne métamorphosée ; et je fis prendre six gros de quinquina délayé dans de l'eau qui furent avalés par cuillerées sans la moindre difficulté. A part ce signe trompeur de bénignité et l'ouverture de la bouche, l'état de la mère du chirurgien était la répétition de celui de la closière. Au bout d'une heure, l'excitation morbide et l'action musculaire diminuent, les capillaires tombent dans le relâchement, la langueur et la débilité persistent, un froid humide se déclare et continue jusqu'à la mort qui arrive avant mon départ.

Celse, témoin de ces deux résultats différens, aurait dit : *La médecine est un art conjectural.* — Non, la faute en est à l'officier de santé qui a pris la maladie à faux, et qui aurait dû savoir que l'intermittente pernicieuse ne laisse pas toujours vivre jusqu'au troisième accès.

TROISIÈME OBSERVATION.

En 1707, une dame noble, sœur d'un cardinal, tomba; après quelques accès d'une fièvre tierce, dans un assoupissement si profond qu'on crut qu'elle allait mourir; elle était visitée par deux médecins, l'un jeune et l'autre âgé, Ramazzini, qui l'avait déjà traitée d'autres fois, et était revenu de sa prévention contre le quinquina. On appliqua des vésicatoires en toute hâte et on fit des remèdes particuliers pour le symptôme dominant qui laissait peu d'espoir aux médecins; les remèdes généraux avaient été employés. J'arrivai au moment où l'accès était à son déclin, car la malade, peu de temps après que je fus entré, me reconnut et se mit à me parler. Je propose de donner une forte dose de quinquina à l'instant même, pour prévenir l'accès correspondant. Ramazzini goûta mes raisons, l'autre médecin hésita quelque temps, et se rendit enfin à notre avis. On prépare tout de suite une prise d'une demi-once qu'on va administrer sur-le-champ, ou du moins à moitié. Mais le jeune médecin revint sur ce qu'il avait dit, soutint qu'il fallait attendre une plus grande rémission avant de donner la première dose, si bien que, de guerre lasse, j'y consentis. La malade ne prit qu'une drachme et demi de quinquina à la chute du jour. On devait donner une deuxième dose de grand matin, et y revenir bientôt selon ma méthode; mais le jeune médecin qui ne quittait pas la malade, soutint que l'accès ne serait pas grand'chose ce jour-la (les domestiques n'avaient pas l'air de le croire) et que, par conséquent, il ne fallait pas tant se presser de faire prendre le fébrifuge; ainsi, on aima mieux donner des alimens, par le conseil de ce médecin ou des assistans. Je ne tardai pas à revenir, et lorsqu'on m'eut rendu compte de ce qui s'était passé et que j'appris que la dame venait de manger, je jugeai à propos de différer la deuxième prise jusqu'à midi. L'accès qui devait être peu de chose anticipa et jeta la malade dans un si grand et si profond appesantissement d'esprit, qu'elle n'eut pas la force de prendre le quinquina qu'on lui présentait, ou fut incapable de l'avaler ; elle le gardait dans la bouche, l'agitait quelque temps, puis le crachait. Il n'y eut pas moyen d'en introduire dans l'estomac, si bien que la noble dame, tombée en léthargie, mourut le lendemain matin, âgée de 53 ans. Peut-être, je n'ose l'assurer, elle eût guéri, si elle avait pris à temps, comme elle le pouvait, quatre ou six gros de quinquina en une fois. (*Therapeutice specialis ad febres periodicas perniciosas Francisci Torti*).

Plutarque ayant à parler d'une faute commise par un homme illustre qui avait fait du bien à Chéronée, ville natale de notre philosophe : « La pauvre nature, dit-il, « n'a pas la force de former un homme « parfait. » Nous userons du même ménagement avant de dire dans l'intérêt de l'humanité, que notre maître devait se remuer, se faire homme d'action, chirurgien, pharmacien, infirmier, administrer lui-même sans remise le quinquina. Toutefois l'inaction manuelle de Torti est graciable. De son temps, les médecins se renfermaient strictement dans leurs ordonnances. C'est donc moins sa faute que celle de son siècle.

DE LA FIÈVRE

INTERMITTENTE PERNICIEUSE

QUI SÉVIT TOUS LES ANS A AJACCIO.

La Corse, île de la Méditerranée entre le 41e et le 43e degré de latitude, le 6e et le 8e degré de longitude, a le golfe de Gênes au nord et la mer de Toscane à l'est; un détroit de trois lieues de largeur, parsemé d'îles et de rochers, la sépare de la Sardaigne au sud, et la mer de Provence la baigne à l'ouest. Sa longueur est d'environ 38 lieues (de 2400 toises), sa plus grande largeur de 15 ou 16 lieues; sa surface de 300,000 ou 320,000 lieues carrées; sa population de 207,887 ames, en 1840. Elle coûte annuellement trois millions, tandis que nous n'en tirons que onze cent mille francs. La Corse, ouverte de tous côtés et presque sans moyens de défense, fut exposée, une grande partie du moyen âge, aux déprédations des Normands, des Sarrasins, des Africains, des Espagnols, des Italiens ; ils enlevaient ses bestiaux, ses denrées et autres objets à leur convenance ; ce qui força ses habitans à se retirer dans les montagnes où ils trouvèrent sans peine des propriétés et la liberté naturelle. L'île est traversée dans sa partie centrale par une chaîne granitique dont les points culminants atteignent presque la hauteur des pics de l'Atlas. « Elle possède à elle seule plus « de bois de mâture que tout le reste de l'Europe, « y compris la Norwège, la Suède et la Russie. » (*Pommereul*).

Elle a dix grandes routes, cinq royales et cinq départementales; ces routes ne servent point au commerce. Quels échanges proposer à des hommes qui vivent de si peu, et ont sous la main le nécessaire ?

Le châtaignier alimente leur paresse, et enlève à la terre les bras qui lui sont dus. On sèche le fruit de cet arbre, on le broie, on en fait du pain, et les chevaux en sont encore nourris. L'île pourrait fournir du blé à trois départemens, mais elle n'est cultivée que trois mois de l'année et dans un tiers de son étendue ; elle doit cette culture, non surveillée, à des étrangers connus sous le nom de Lucquois, qui y débarquent tous les ans, ensemencent les terres sans y mettre d'engrais, soignent les vignes, et, après avoir fait la moisson et la vendange, s'en retournent chez eux, emportant leur salaire en nature. Les officiers ministériels fournissent aussi en denrées leur cautionnement. « Le Corse, cependant, sent quelquefois le besoin « d'approvisionner son grenier : que fait-il alors ? il « quitte ses montagnes, descend dans la plaine, « choisit un makis (bois) bien exposé, y met le « feu, sème, récolte, et regagne sa chaumière et « ses troupeaux. Agir ainsi est la règle, cultiver « régulièrement est l'exception. » (*Annuaire du Commerce* 1840). Que ces insulaires se donnent un peu de mal, et ils auront de l'huile plus douce que celle d'Aix, de la soie plus belle que celle du Piémont, du vin meilleur que le Bourgogne, de la cire préférable à celle du Mans ; mais non, les oliviers languissent dans la plus grande partie de l'île à l'état de sauvageons ; le vin est mal fait et s'aigrit en été, et si les propriétaires trouvent à le vendre avant son altération, ils ne boivent que de l'eau ; les mûriers, que M. de Marbeuf avait propagés, disparaissent de jour en jour. Les abeilles font leur miel dans le creux des arbres ; la seule plante que les Corses aiment à cultiver est le tabac ; aussi ont-ils continuellement la pipe aux lèvres et leur tic est de cracher à tout moment ; ils parlent bas et sont naturellement sérieux.

Les Corses dédaignent la pêche du corail rouge, blanc et noir, qu'ils voient faire sur les côtes méridionales de l'île, et l'exploitation du beau marbre vert dont un échantillon orne la base de la colonne Vendôme. Si vous leur dites que la culture du coton, du café, de la canne à sucre, de la garance et de l'indigo leur procurerait une belle aisance, et la satisfaction de laisser, en mourant, une brillante fortune à leurs enfans, ils font les sourds, ou vous regardent en pitié ; on voit qu'ils sont contents de leur position, et veulent préserver leurs fils des tourmens du progrès.

. . . . Amor irrequietus habendi.

OVIDE.

Le pays abonde en gibier que les chasseurs exportent, excepté le sanglier qui flatte leur palais à des repas homériques. Nous n'avons pas à envier leurs bêtes à cornes ; leurs bœufs, vaches, chèvres, boucs, mouflons (espèce de mouton dont le poil remplace la laine), sont maigres, faibles, chétifs, étant souvent au régime de leurs maîtres et mal abrités. Ne craignez pas pour votre bourse en voyage et au logis, les Corses respectent l'argent ; mais ne comptez que sur un neuvième de votre revenu, à moins que vous ne fassiez une pension aux cinq ou six plus mauvais sujets de votre voisinage. Nous autres, trop avancés en civilisation, nous leur reprochons de traiter leurs femmes en esclaves et en bonnes d'enfans; eux qui ne le sont pas assez disent de nous : « Les pauvres gens ! ils « ne savent pas que l'épouse qui aime est heureuse « et fière de servir son seigneur et maître, qu'une « mère tendre se paie comptant de toutes ses peines « en un baiser qu'elle donne à ses enfans. Aussi la « confiance et la paix règnent-elles toute la vie « dans nos ménages. En outre, la nullité de nos « femmes les met, comme nos enfans, à couvert « de la vendetta. » De temps immémorial la vendetta a été, pour ainsi dire, la spécialité des Corses, et est quelquefois encore leur seule disposition testamentaire. Il n'y a point de département où il se fasse tant d'assassinats et si peu d'exécutions; les relevés qui furent faits en 1715 dans tous les greffes de l'île constatèrent qu'il avait été commis, pendant les 32 années précédentes, 28,715 homicides. L'esprit de famille, le faux point d'honneur, la passion du jeu, un déni de justice, excitent la vengeance, à moins que celui qui est marqué pour la subir ne s'expatrie ou ne tombe dans le malheur. La vendetta, qui se perpétuait dans les familles jusqu'à ce que l'on comptât autant de victimes des deux côtés, tend à devenir personnelle. Un de mes amis, frère de l'école chrétienne, exhortait un enfant de douze ans au pardon des injures, pour la première communion. « Du moins, répondit le jeune « Corse, je ne pardonnerais pas à celui qui aurait « tué mon père. » Le jury, nouvellement appliqué à la Corse, réformera peut-être ce caractère vindicatif. Les Corses comprendront sans doute que la cour d'assises assurera mieux leurs personnes et leurs biens, parce que, pour se faire justice à eux-mêmes, ils ne peuvent employer que leurs forces particulières, tandis que le tribunal poursuivra les agresseurs avec toute la force publique. Ils ne veulent pas se battre en duel : à quoi bon s'exposer à être tués, quand ils peuvent se défaire de leur ennemi sans risques? Et, s'ils sont pris, ils ont une chance dans l'immoralité des faux témoins. Le suicide leur répugne également, ils regardent la vie comme une riche livrée qui leur a été donnée par le souverain maître, pour qu'ils la portent jusqu'à ce qu'elle soit usée ou enlevée ; et la vieillesse est, à leurs yeux, un bienfait de la divinité. Après le décès du bourreau, le préfet demanda un successeur aux habitans de l'île : « Verser le sang humain, « le sang d'un compatriote pour de l'argent, oh ! « l'horreur ! » Aucun Corse ne voulut être bourreau, et l'on en fit venir un du Dauphiné choisi par la chancellerie parmi plus de 80 candidats, qui en France sollicitaient cette place lucrative. L'argent dessèche le cœur, et ensuite la vie est un but non un moyen.

Les Corses ont l'esprit vif, juste et pénétrant; vous êtes étonné de voir un montagnard, qui n'a pas reçu d'éducation, faire valoir ses droits, plaider sa cause avec une logique, une assurance, un langage incisif et des gestes qui vous persuadent et vous entraînent. Les Corses sont amis invariables et s'embrassent à toute rencontre en pays étrangers, « et là dans cette île, quand la vendetta ne « nous a fait d'avance d'irréconciliables ennemis, « le titre de compatriote veut dire sincère, fervent, « dévoué jusqu'à la mort; demandez à ces mes- « sieurs», et il indiquait de la main trois lieutenans de son pays. (*Napoléon en garnison à Valence, année* 1785.)

Les marchés se font au comptant; bien que la bonne foi y manque plus souvent que la mémoire, les procès sont rares, la Corse est le seul département où il n'y ait pas eu de faillite ouverte en 1840; la vendetta est là. Les insulaires d'un génie transcendant sont entreprenants, présomptueux, et ne préparent point le succès de leurs entreprises par des études longues et le travail du cabinet; il leur faut de l'air et du mouvement; ils observent les hommes en société, écoutent les voyageurs, lisent les gazettes, et recherchent les gens instruits.

Leur type est Napoléon, mauvais latiniste, grand politique, puissant en œuvres et en paroles. Avouons que la découverte récente de la naissance de Christophe-Colomb à Calvi n'est pas propre à les rendre modestes. Il est fâcheux qu'ils ne cultivent pas leur esprit; ils souffrent quelquefois de leur ignorance. Au mois de décembre 1839, on transporta à l'hôpital civil d'Ajaccio un paysan qui avait une jambe fracturée et gangrenée par négligence ([a]); l'amputation de la cuisse était indispensable; on fut obligé d'avoir recours au chirurgien-major de l'hôpital militaire, et nous fîmes l'amputation dans un galetas de l'hôpital civil, en présence de toutes les notabilités médicales de la ville. L'amputé est guéri. Hors de leur île, les Corses cessent d'être paresseux, ils deviennent bons guerriers et presque aussi bons marins que les Bretons : à la vérité, ils perdent de leur fierté, se mettent au service des grands pour avoir de l'influence et ne se dépouillent pas toujours de leur caractère vindicatif.

Le climat de cette île est doux, et plus chaud que celui de la Provence; les brises continuelles de la mer y tempèrent les frimats des hautes montagnes, et le vent qui s'échappe de ces mêmes montagnes rend les chaleurs de l'été moins vives. Ce n'est qu'en janvier et février que la température de l'hiver s'y fait un peu sentir; les vents dominants viennent du sud et du sud-est. Le siroco amène la pluie, la tramontana apporte le froid, et le labaccio est un vent d'ouragan. Le loup, le lapin et les animaux venimeux, excepté une espèce d'araignée nommée marmignato, sont inconnus en Corse.

Les fièvres intermittentes sont peu fréquentes pendant l'hiver et le printemps, même autour des contrées marécageuses de cette île. Au temps des chaleurs du mois d'août ou de septembre, des fièvres intermittentes se développent non-seulement autour des marais, mais encore dans des villages situés entre des montagnes, lorsque des averses surviennent. Tous les régimens qu'on envoie de France en garnison dans cette île, y perdent beaucoup de monde par cette cause; et nul doute qu'un vin capiteux, dont les soldats boivent avec excès parce qu'il est à bas prix, et qu'il n'osent tremper ne contribue, là comme ailleurs, à produire ces maladies, plus rares en tous lieux parmi les officiers.

Ajaccio qui, selon le plus vieil historien de la Corse, Jean de la Grassa, tire son nom du vaillant Ajax, est situé à la partie occidentale de l'île, sur le 6°,28' de longitude, et sur le 41°,54' de latitude; sa population est de 8,920 habitans. Vous aurez une idée de sa situation vis-à-vis d'Alger, quand vous saurez que, dans la ville d'Afrique, le soleil sort de la mer et se couche derrière les montagnes, tandis que son lever et son coucher ont lieu en sens inverse à Ajaccio. Le golfe, un des plus magnifiques qui aient été créés par la nature, semble être l'ébauche de celui de Naples. Il rappelle presque, pour le ciel, la lumière et la forme, la baie de Naples; il a ses côtes de Portici, moins les palais; les îles Sanguinaires, rapprochées de quelque peu, seraient Caprée, et la montagne de Pozzo-di-Borgo, une des plus hautes montagnes de la Corse, serait son volcan. Le port est sûr, excellent, abrité, et pourrait devenir un des premiers arsenaux de France. Le golfe reçoit quinze vaisseaux de ligne.

Anciennement les Ajaccionnais habitaient le terrain situé au fond du golfe, mais les miasmes, qui s'exhalaient des marais voisins, les forcèrent en 1435 à venir s'établir sur l'emplacement que la ville occupe actuellement à une lieue et demi plus en mer. Le quai et la forteresse sont superbes; le muséum commencé aux frais du cardinal Fesch, est resté inachevé; le palais de la préfecture, l'hôtel-de-ville, la salle de spectacle et les deux séminaires, contrastent avec le misérable état de l'Hôtel-Dieu, la saleté des rues et la pauvreté des habitans. La bibliothèque possède 14,000 volumes, dont plusieurs doubles; elle est obscure, humide, et ne s'ouvre pas toujours à la même heure.

Napoléon n'a rien fait pour la Corse ni même pour Ajaccio le lieu de sa naissance, « parce que, « disait-il, depuis les bienfaits que j'ai reçus de la « France, la Corse n'existe plus pour moi. » Les Ajaccionnais partent le matin, les uns pour la pêche; les autres, montés sur de petits chevaux et le fusil en bandoulière, vont dans les montagnes, et ils reviennent tous le soir au logis, retrouver leurs femmes qui, pour leur plaire, n'ont pas besoin de toilette. Il n'y a point de libraire à Ajaccio.

Les demoiselles et les filles de campagne prennent le plus grand soin de leur teint. La vertu des jeunes personnes n'est pas soumise à de longues épreuves; les lovelaces au petit pied y regardent à deux fois, avant d'aller soupirer aux pieds d'une innocente beauté grecque pur-sang. L'épée de Damoclès, qui brille dans les ténèbres, abat bien des émotions, et change plus d'un mauvais dessein.

C'est à ce chef-lieu de préfecture que se fait tous les ans la course de chevaux; le premier prix est de cent francs.

Guagno, qui a des eaux minérales de quarante degrés de chaleur, et où vont les militaires infirmes, est à 7 lieues d'Ajaccio.

L'hôpital militaire est isolé, situé non loin de la mer, sur le côté occidental de la vaste place Bonaparte, et abrité au nord par des montagnes couvertes d'oliviers ; la salle des fiévreux réunit toutes les conditions de salubrité, et contient une quarantaine de lits qui n'ont pas tous été occupés en 1839. Milton parle avec admiration du parfum que la terre exhale, au moment de l'ondée, après une longue sécheresse; c'est ici que va s'appliquer la maxime : « *Corruptio optimi pessima.* »

La garnison se composait en 1839 d'un bataillon du 20me léger, d'une compagnie de chasseurs Corses et d'une brigade de gendarmerie.

Je commençais à croire qu'on avait exagéré l'endémie annuelle. Le temps de la canicule allait finir. Le 20 août, par une chaleur accablante, nous eûmes une ondée ; cette ondée produisit à l'instant une odeur atroce et décida la fièvre intermittente pernicieuse. « Il caldo però rinforza « l'azione dell' umidità e d'è miasmi. » (*Fundamenti di patologia analitica di Maurizio Bufalini*). L'endémie allait être plus tardive en 1839, parce que l'averse coïncidait plus tard avec l'excessive chaleur. J'avais vu à Alger des ondées plus fortes encore que celles d'Ajaccio, mais l'air n'en était pas infecté ; la raison en est très-simple : l'eau du ciel coulait à flots de la ville haute dans la ville basse, tenue avec une extrême propreté, et allait tout droit se jeter dans la mer ; tandis qu'à Ajaccio cette eau tombait sur des matières fécales, répandues dans les rues, surtout dans celles de la ville basse, derrière le marché au poisson et la salle de spectacle, sur les côtés de la caserne des chasseurs Corses et de la place Bonaparte, dans les cours des maisons de rapport, et les entraînait ensuite dans un conduit souterrain qui les déposait en masse sur la grève, assez loin de la mer, au bas du grand séminaire, et les y laissait stagner. J'avais prévu, dès mon arrivée, les inconvéniens de cette mauvaise disposition, et je sentais aussi l'abus de faire passer aux cadavres une nuit dans l'église avant de les enterrer. La première fois que je parlai de mesures hygiéniques, on m'engagea à n'en pas proposer, parce qu'elles seraient inutiles et pourraient me préjudicier, attendu que les Corses ont les mêmes mœurs depuis deux mille ans, et ne veulent pas entendre parler d'innovation. On vient cependant de convertir en pépinière un marécage au dessous de l'abattoir, près de la mer, à un quart de lieue du nord de la ville.

QUATRIÈME OBSERVATION.

INTERMITTENTE COMATEUSE.

Le 28 du même mois, on me pria d'entrer, en passant près du petit séminaire, au rez-de-chaussée d'une maison, où expirait un continental (les Corses donnent ce nom aux habitans qui ne sont pas nés dans l'île); je reconnus un Tourangeau, âgé d'une trentaine d'années, bien constitué, nouvellement débarqué, et que j'avais vu plusieurs fois parcourir la ville, une sellette de décrotteur sur le dos, demandant à faire des abonnemens. Il était sans connaissance, immobile, dans l'urine, bouche béante, yeux fermés, respiration anxieuse, pouls fréquent et petit, peau chaude et sèche. La maladie, me dit-on, avait commencé l'avant-veille au matin et duré toute la journée avec tant de violence que l'homme fut obligé de rester couché jusqu'au lendemain. Ce jour-là, après avoir sué toute la nuit, il se leva, et, se croyant quitte de la fièvre, il avait recommencé ses courses.

Le malade n'avait attiré quelque attention, de la part de ses voisins, qu'à l'heure de son agonie, un peu avant ma visite. A ce spectacle, je m'empressai de faire prendre au continental affecté de cette terrible fièvre tierce, douze grains de sulfate de quinine, qu'il avala sans difficulté, ce qui m'en fit bien augurer; mais le fièvreux expira au bout de deux heures. Cette fin prématurée passa inaperçue. Les Corses l'attribuèrent à l'ivrognerie; le vin du pays est très capiteux, et le défunt n'y avait pas fait attention. Nous verrons plus tard qu'une plus forte dose de sulfate de quinine ne l'eut pas sauvé, parce que l'anti-périodique n'aurait pas eu le temps d'opérer.

Au camp de Montreuil-sur-Mer, lors de la descente projetée en Angleterre, une fièvre intermittente frappa pernicieusement plusieurs recrues du 9e régiment d'infanterie légère, dont j'étais le chirurgien-major. Nos soldats étaient logés dans des baraques creusées en terre, et nous en perdîmes plusieurs à l'hôpital de Montreuil, en été, parce que leur maladie fut prise à faux ou le quinquina donné trop tard.

CINQUIÈME OBSERVATION.

INTERMITTENTE GANGRENEUSE.

Ricard, 24 ans, forte constitution, soldat au 20e de ligne, entre à l'hôpital militaire le 6 septembre pour une fièvre tierce, dont il a eu deux accès. La maladie cède en quelques jours à deux vomitifs. Cependant le rétablissement n'est pas parfait; le convalescent n'a pas d'appétit, et quand il boit, la main lui tremble contre l'ordinaire.

Le 23, le soldat se couche à quatre heures sans se plaindre de malaise, ne voulant rien à la distribution, qu'un peu de pain et de vin. Vers les sept heures, le bruit de sa respiration éveille son voisin de lit; celui-ci écoute un moment, puis se lève, et va à son camarade qu'il trouve sans connaissance. On s'alarme, et je suis auprès du malade à huit heures du soir. Décubitus sur le dos, assoupissement profond, yeux fixes et pupilles immobiles à la plus vive lumière, dents serrées, chaleur modérée aux pieds et par tout le corps, excepté au front, qui est brûlant ; les artères du sinciput battent avec force sous la main; pouls élevé et fréquent, convulsions cloniques ; rigidité et agacement des tendons aux poignets ; respiration anxieuse ; ventre dur et aplati. Le mal est évidemment au cerveau, symptomatique ou idiopathique. Quoi qu'il en soit, l'expectation n'est pas permise; projection d'eau froide au visage, sur la tête, sur le ventre et la poitrine, à la partie postérieure du tronc, le malade étant tenu debout; impassibilité. On le couche, j'ouvre au bras une large veine rénitente : il en jaillit vingt-six onces de sang, bien qu'on ne desserre pas la ligature, qu'on ne fasse aucune pression sur l'avant-bras, et que la main reste ouverte et immobile. Le pouls est le même. Le sang jaillissait encore lorsque je fermai la veine, redoutant la faiblesse ultérieure : peu de sérosité, caillot dur et point de couenne. On fait boire de l'infusion de tilleul au moyen d'un biberon d'étain, dont le tuyau est introduit dans la narine gauche, plus ouverte que la droite. Un lavement ressort à mesure qu'il entre. Suppositoire de savon à demeure. Trois heures d'exploration. Pendant ce temps une demi-séméiotique décèle la première ou seconde période d'un accès de fièvre intermittente pernicieuse : 1° Vomissemens, par éructations, d'un peu de liquide de légère odeur vineuse; 2° bâillemens de loin en loin; 3° quelques éclats de toux sèche; 4° soulèvemens des bras par angoisse en manière de pandiculation; 5° règne des fièvres intermittentes pernicieuses dans la saison actuelle. On attend que la seconde période soit plus prononcée pour administrer le quinquina. Un essaim de mouches assiégent le lit et couvrent le visage du malade. Le 24, lavement laxatif; selle abondante, grand affaiblissement du pouls; la saignée avait été trop forte. Sinapismes aux pieds, ils sont sans effet. Suppression d'urine. Diminution des mouvemens convulsifs. Potion cordiale, vésicatoires aux mollets; agitation des jambes. Au bout de plusieurs heures on lève les vésicatoires, la peau est à peine rougie. On rase la tête et on la couvre d'un large vésicatoire qu'on laisse jusqu'au lendemain. Lèvres et gencives fuligineuses ; points gangréneux aux deux endroits du bassin qui portent sur le coucher; vergeture transversale dans une dépression de la région lombaire. A huit heures du soir, on ingère par la narine gauche six gros de quinquina délayé dans de l'eau. Le malade demeure assoupi, les yeux ouverts sans clignotement et les dents serrées jusqu'au 25 au soir. Cependant, dans la journée, il y a eu émission d'urine. Il fallait émoucher continuellement le visage du malade. Sur les dix heures, quelques éternuemens. La peau de la narine gauche se plisse pendant l'ingestion de l'infusion de tilleul. Les yeux se ferment de temps en temps, le malade se tourne sur un côté. Les mollets sont surmontés de larges phlyctènes remplies de sérosité. La peau est moite seulement au front. Les mâchoires se desserrent et la langue apparaît sèche et fuligineuse au fond de la bouche. Un érysipèle s'étend sur les régions des trochanters, et tend à devenir gangréneux du côté où le malade se tient couché.

La nuit, Ricard recouvre la connaissance, il répond par monosyllabes et avale sans difficulté. Au matin, le pouls est souple, la peau chaude et humide. L'urine est rouge et ne dépose pas; l'homme veut absolument se lever et va aux latrines.

Dès lors on a donné le quinquina par doses décroissantes et à des distances de plus en plus éloignées. La langue s'est humectée et dépouillée de son enduit fuligineux sous l'influence du fébrifuge.

On a combattu long-temps une tendance à la récidive de la gangrène à la région sacrée et un point gangréneux à la plaie du vésicatoire appliqué à la jambe gauche. Le malade se couchait-il sur le même côté pendant tout le jour, un érysipèle se formait à la région du grand trochanter correspondant.

Le 29 novembre, Ricard, encore valétudinaire, s'est embarqué pour la France ; il avait de l'appétit et la main ne lui tremblait plus quand il buvait ; ses ulcères n'étaient pas encore guéris. Cet accès de fièvre aurait-il appartenu à une intermittente tierce ou quarte ? J'aime à m'être mis hors d'état de le savoir. Si le malade eut succombé, on n'aurait pas pu dire : « Au premier accès de la fièvre inter- « mittente », car, bien que sans accès depuis plusieurs jours, il était encore sous le coup de l'intermittente.

La prudence voudrait que le médecin fût toujours présent à la saignée qu'il a ordonnée, afin de la régler sur l'état du pouls. Comme cette saignée n'est faite ici que pour tempérer le second stade, elle serait suivie d'un trop grand affaiblissement dans l'intermission si, pour la fermer, vous attendiez que le pouls baissât ; tandis que, dans l'apoplexie et la phlegmasie, l'affaiblissement consécutif est favorable en diminuant l'orgasme du sang, qui fait le fond de la maladie. Prenez donc peu de la saignée déplétive, en vue de soulager momentanément votre fiévreux jusqu'au temps du quinquina; ou mieux encore ne saignez pas du tout; prenez-en au contraire beaucoup à votre apoplectique et à votre phlegmasique, parce qu'elle est pour eux le remède principal. En tout cas, jamais l'écoulement du sang ne doit être subordonné aux convulsions; il passerait les bornes.

Plaçons en regard de cette gangrène interne, une gangrène de cause externe, dont le germe soit de nature à envahir toute l'économie s'il n'est enlevé dans ses racines par un procédé manuel.

SIXIÈME OBSERVATION.

POURRITURE D'HÔPITAL.

François Crémer, âgé de 23 ans, sergent au 5e régiment de voltigeurs de la garde impériale, reçut le 30 mars 1814, sous les murs de Paris, un coup de fusil dont la balle pénétra sous les téguments, au tiers supérieurs de l'avant-bras droit, et sortit vis-à-vis l'olécrane. Il se rendit à Angers, y demeura deux mois et demi, et fut évacué sur l'hospice général de Tours, où il entra le 25 juin. Je vis les deux plaies en bonne suppuration, et séparées l'une de l'autre par un intervalle de deux pouces.

Le 30 juillet, des miasmes délétères avaient perverti la blessure, et leur influence sur l'organisme se manifestait déjà par une fièvre violente.

Le onzième jour de cet accident, les deux plaies n'en faisaient plus qu'une, et l'engorgement du bras ne cessait d'augmenter.

L'articulation du coude allait s'ouvrir incessamment, et devenir le centre d'un mal irremédiable. Alors je ne pensai plus à conserver le membre; je cherchai seulement le lieu le plus propice pour le retrancher. On plaça le blessé dans une salle où ne régnait pas la pourriture d'hôpital.

L'amputation du bras à la plus grande distance possible du foyer gangréneux aurait été une ressource vaine, car l'expérience m'avertissait qu'une pourriture d'hôpital aussi intense reparaîtrait au moignon dès les premiers pansemens, l'ablation du membre ne pouvant se faire au-dessus d'une articulation saine, tandis que j'avais lieu d'espérer, en ménageant au moignon une certaine longueur, que cette espèce de gangrène, préliminairement affaiblie par la soustraction de la majeure partie de ses éléments, s'épuiserait sur la plaie, et bornerait ses ravages à amener une saillie compliquée. Ce qui fortifiait encore ma conjecture, c'est que les rayons gangréneux partaient d'une région où il n'y a pas de gros nerfs, ni de gros vaisseaux capables de la propager si vite jusqu'au tronc, et que la force vitale a beaucoup d'énergie aux membres supérieurs.

Le 21 août, j'amputai donc le bras le moins loin possible de l'ulcère gangréneux, et j'attendis l'évènement. Le lendemain et les jours suivans la fièvre avait diminué ; néanmoins, à la levée de l'appareil, le moignon était gangréné ; le mal fit de nouveaux progrès, principalement le long de la face externe du bras, suivant sa première direction, dépouilla le corps de l'humérus dans l'étendue de trois travers de doigts en dehors, puis se limita le 22 septembre. Je n'étais plus arrêté que par la saillie compliquée ; l'indication était claire : j'amputai le moignon sur une ligne saine à un pouce du tronc.

Depuis cette seconde amputation, aucun accident n'a traversé le traitement, et Crémer est sorti de l'hôpital le 16 novembre 1814.

J'avais observé bien des fois le résultat différent des efforts de la nature avant de penser à déplacer cette gangrène pour la porter plus haut que l'articulation du coude et m'en rendre maître.

« Pour se décider à pratiquer l'amputation d'un « membre, disent nos chirurgiens, il faut avoir « une grande probabilité qu'au moins la maladie « sera extirpée tout entière par l'amputation et ne

« sera pas sujette à récidive. » Sans la modification que j'ai apportée à cette règle universellement admise, Crémer n'eût-il pas succombé ?

Dans la gangrène non limitée, on s'abstient d'amputer, parce qu'elle se reproduirait au moignon : voilà une conjoncture où l'amputation du bras est nécessaire pour préparer le succès de celle du moignon.

Ce qui fait le danger particulier de la gangrène ataxique, c'est qu'elle sévit inaperçue ; d'ordinaire elle attaque les tégumens à la région sacrée, pendant le premier accès ; une fois qu'elle y a pris pied, elle reste stationnaire dans l'apyrexie et fait un bond à chaque accès. Si du moins sa présence causait de la douleur, la douleur, sentinelle de l'organisme, nous avertirait de ce qui se passe dans le souterrain ; mais le malade ne souffre point, ne se plaint point, et cependant la gangrène gagne du terrain à pas de loup, jusqu'à venir décoller les téguments et dénuder le sacrum ; quand enfin nous la découvrons en tournant le corps sur le côté, elle est irrémissiblement mortelle.

Quelquefois, il est vrai, elle marche à découvert, et se montre en partie sur les lobules des oreilles, les lèvres, les ailes du nez et d'autres points du corps ; eh bien ! on ne la voit encore que là où elle paraît ; on la prend pour un incident qui ne porte pas coup, un épiphénomène sans importance, qui ne se rallie point à la fièvre intermittente. On se contente donc de glisser une alèze sous le bassin en vue de propreté, sans examiner de près la région sacrée et les lombes, persuadé que la gangrène ne menace que les points saillants qui portent sur le coucher, ou sont souillés par l'urine et les matières fécales; et pourtant, les points gangréneux sur des endroits découverts expriment l'ataxie de l'intermittente, sont, passez-moi le terme en faveur de sa justesse, l'étiquette du sac.

« J'ai eu occasion de voir plusieurs fois à Rome, « chez certains sujets morts de fièvres pernicieu- « ses, des affections gangréneuses sur plusieurs « parties du corps et sur la face même. Ces gangrè- « nes spontanées ne sont pas rares dans les maladies « où le système nerveux est atteint profondément « par une action délétère quelconque. M. l'inspec- « teur général, médecin de la marine, a commu- « niqué dans le temps à l'Académie royale de « médecine de Paris plusieurs cas de sphacèle des « membres survenus à la suite de la fièvre jaune « observée aux Antilles. A cette occasion, le doc- « teur Castel observa avec raison que le sphacèle « des membres n'est point un accident particulier « à la fièvre jaune, puisque Lancisi et Ramazzini « l'avaient vu chez des malades atteints de fièvres

« pernicieuses, effet qui peut se produire chaque « fois qu'une action débilitante de nature toxique « portera une atteinte telle à la sensibilité, qu'elle « anéantira la force vitale et causera une gangrène « spontanée de ces parties, ainsi que cela arrive « dans la mortification des membres par le froid « excessif. » (*Statistique médicale de l'hôpital militaire du Gros-Caillou*, *pag.* 115, *par M. le baron Michel*).

Le docteur Franck père à bien raison de vouloir que le médecin n'ait pas plus de vingt malades à sa clinique. Exemple : Le professeur Maillot parle d'une fièvre intermittente comateuse, en traitement à l'hôpital de Bone, depuis le 6 mars 1834, et décidément arrêtée depuis l'accès du 15.

« La diarrhée avait cessé, et la convalescence « se faisait franchement, lorsque, le 20, il se « forma de vastes escarres gangréneuses au sacrum « et un énorme dépôt sous les muscles larges du « dos; mort le 28. *Ouverture du corps.* Le sacrum, « au centre, paraît une large plaie qui a 22 pouces « de circonférence, escarres gangréneuses dans « diverses parties du corps. Marasme squélétique, « vastes foyers purulents sous les muscles larges « du dos et au pourtour de l'articulation coxo-« fémorale droite. » (*XIVe Observation*).

A qui fera-t-on croire que cette immense gangrène se soit formée en un seul jour? N'est-ce pas plutôt la découverte récente d'un mal en progrès depuis plusieurs jours et qu'on a négligé de visiter? Notre confrère a beau nous montrer quelques désordres dans le cerveau et d'autres viscères; fort de notre expérience dans les hôpitaux, nous avons la conviction que la mort est venue sourdement du côté où on ne l'attendait pas, faute de vigilance. Donc, toutes les fois que nous trouvons à notre première visite un fiévreux immobile et couché sur le dos, nous devons nous empresser d'examiner de près les régions des lombes, du sacrum et des grands trochanters, fomenter avec de l'alcool camphré les endroits érisypélateux; faire en sorte que le malade soit toujours tenu sur un drap sec, usé, sans plis, et varier sa position. Les petits soins sauvent la vie.

SEPTIÈME OBSERVATION.

INTERMITTENTE ORTIÉE INSIDIEUSE.

Granger (Jean), caporal au 20me léger, vingt-quatre ans, bien constitué, entré à l'hôpital le troisième jour d'une fièvre intermittente ortiée, 21 septembre.

Le 22, apyrexie.

Le 23, l'éruption paraît aux deuxième et troisième stades avec des symptômes de bénignité; l'accès dure depuis six heures du matin jusqu'à cinq heures du soir.

Le 24, apyrexie; un décigramme d'émétique; peu d'effet.

Le 25, même accès que le précédent.

Le 26, apyrexie, six décigrammes de sulfate de quinine dans un peu d'eau; je n'avais pas donné moi-même le sulfate de quinine, n'attachant qu'une faible importance à l'éruption urticaire.

Le 27, à deux heures du matin, Granger éprouve un frisson qui est suivi de chaleur; dans ce second stade, l'éruption se montre encore, mais avec des convulsions cloniques, soubresauts des tendons aux poignets, mâchoires serrées et glissant avec bruit l'une sur l'autre. La salle retentit à tout moment de craquements de dents effrayants. Le globe des yeux, fixé vers le haut des orbites et poussé en dehors, laisse voir l'albuginée rouge et la cornée transparente couverte de chassie. Le malade ne veut pas avoir la tête sur le traversin, il s'enfonce vers le pied du lit et tient les jambes écartées; abolition des facultés sensoriales et intellectuelles. En même temps une éruption particulière (*psora labialis*), survient aux lèvres; l'espoir renaît. Voyant que le sulfate de quinine n'avait pas agi sur l'accès qui a suivi son administration, et me souvenant qu'une très-forte saignée n'a pas empêché le bon effet du quinquina chez Ricard, à peu près dans le même état, je me mets en devoir de lui tirer du sang; j'étends l'avant-bras qui offre quelque résistance, et j'ouvre la céphalique. Le sang s'arrête à la levée de la ligature (il y en avait trois cents septante-deux grammes); les soubresauts s'affaiblissent, les tendons ont moins de rigidité, mais les mâchoires restent aussi serrées qu'auparavant, les craquements continuent. A six heures je pense à faire avaler d'autorité vingt-quatre grammes de quinquina; l'ingestion est impossible; le nez est plat et écrasé, sa conformation ne permet pas l'introduction d'un tuyau. Je fais desserrer les mâchoires malheureusement garnies de toutes les dents, et je passe dans la bouche une cuillère que je tiens de champ en place, pendant que je comprime les narines. Le malade tousse dès la première cuillerée, rejette une partie du liquide et garde l'autre dans la bouche; j'insiste sur la compression des narines pour forcer la déglutition. Le caporal n'avale rien et va suffoquer. Je renonce à l'ingestion, ne pouvant me rendre maître du pharynx par aucun moyen, et je prescris un bain de quinquina: quel devins-je en apprenant qu'il n'y avait que neuf décagrammes de quinquina en poudre à la pharmacie, que depuis long-temps on ne faisait usage à l'hôpital que de sulfate de quinine, et qu'il y avait en magasin quarante kilogrammes de quinquina tant gris que jaune, en écorce! On se mit à pulvériser; il était trop tard.

HUITIÈME OBSERVATION.

INTERMITTENTE GANGRÉNEUSE.

Maurice (Jean-Baptiste), carabinier au 20me léger, vingt-sept ans, homme dur au mal, avait tous les jours un peu de fièvre, depuis dix heures du matin jusqu'à deux heures de l'après-midi. Il ne voulait pas quitter la caserne; mais, ne pouvant faire son service, force lui fut d'entrer à l'hôpital le 18 novembre.

Le 19, cinq centigrammes d'émétique dans soixante-deux grammes d'eau distillée; évacuation par haut et par bas. La fièvre ne change pas; le malade la brave, se tient levé tout le jour et espère qu'ayant été purgé, il ne tardera pas à retourner à la caserne.

Le 27, Maurice se couche sans se plaindre, un peu avant la distribution du soir, et bientôt perd connaissance. A sept heures je le trouve immobile sur le dos; yeux ouverts, mais sensibles à une vive lumière, respiration anxieuse, pouls fort et un peu trop fréquent, front plus chaud que les pieds qui pourtant ne sont pas froids; les mâchoires serrées laissent voir une brèche à l'arcade dentaire supérieure. On profite de cette brèche pour faire avaler de l'infusion de tilleul, à l'aide d'un biberon dont on porte le tuyau jusque dans le pharynx.

La nuit, rétention d'urine; cathétérisme; urine rouge; elle ne dépose pas. La journée du 28 se passe aussi dans le coma, mais excrétion involontaire d'urine. Un nouveau symptôme pernicieux se déclare : en portant le corps sur le côté, je découvre une escarre gangréneuse large de deux pouces, à la région sacrée (vésicatoire sur la tête, sinapismes aux mollets, lavement laxatif, infusion de tilleul). Le soir, pas de rémission et nulle apparence qu'il y en ait de si tôt. Le malade va-t-il succomber dans ce premier accès pernicieux?

Le 29 au matin, je fis avaler à Maurice, à petites gorgées sans discontinuer, vint-quatre grammes de quinquina délayés dans un verre d'eau. On fomenta l'escarre avec l'alcool, et on la couvrit d'un rond de linge enduit de styrax. Je recommandai à l'infirmier d'avoir soin de tenir le malade sur le côté et toujours à sec sur une alèze : on ne saurait trop insister sur cette attention dans les fièvres soporeuses.

Le 30, à la visite du matin, apyrexie ; le malade parle, avale, tire la langue qui est sèche, brune au centre, et rouge sur les bords et à la pointe ; l'escarre s'est beaucoup agrandie et épaissie ; de plus, apparaît au dessus de l'escarre une vergeture transversale (*vibex*), dans une partie déprimée qui n'a point porté sur le coucher. Le progrès de la gangrène, depuis vingt-quatre heures que le quinquina a été ingéré à haute dose, prouve que ce fébrifuge n'agit pas pendant le paroxisme, et que son efficacité est toute préventive, anti-périodique : ce que le Docteur Namias a établi dans le journal d'Omodei, 1840 : « Il solfato di chinina come gli altri « sali di questa base, la cinconina et la corteccia « peruviana meritano il nome di accessifugi o an- « tiperiodici, volendo indicarne la più cospicua « virtù. Con ciò niuno crede spiegare il loro modo « di azione, tutto specifico ed occulto siccome è « occulta la natura del male che vincono ». Ainsi le fièvreux abandonné n'aurait pas succombé à ce premier accès pernicieux ; mais c'est un grand avantage pour lui d'avoir pris le quinquina loin de l'accès présumé. Déjà muni du remède, l'organisme a eu tout le temps de combattre le levain gangréneux qui souillait la crâse du sang ; puis, on ne pouvait savoir d'avance la durée de l'intermission actuelle.

La rubéfaction des mollets sinapisés à peine marquée tout le temps du paroxisme a soulevé dans l'intermission des phlyctènes remplies de sérosité. Un autre accès survint le lendemain, mais il fut simple et se passa sans donner d'inquiétude dans ses trois stades.

La gangrène de Maurice, quoique de même nature que celle de Ricard, eut moins d'intensité; elle permettait au premier de rester impunément couché tout le jour sur l'un ou l'autre côté. Toutefois la chute de l'escarre et la cicatrice de l'ulcère se firent attendre plus long-temps que dans le cas de gangrène locale, et l'abondance de la suppuration exigeait encore deux pansements par jour le 26 novembre, jour de l'embarquement. La médication pour affermir la convalescence n'eut rien de particulier.

La gangrène n'était pas le seul symptôme dominant de cette intermittente, mais je l'ai mise en titre pour attirer désormais une attention particulière sur ce phénomène.

NEUVIÈME OBSERVATION.

INTERMITTENTE BÉNIGNE INSIDIEUSE.

On avait établi à Ajaccio, dans la saison des fièvres intermittentes, une infirmerie régimentaire à la caserne des chasseurs Corses, où les convalescens, au sortir de l'hôpital, passaient un laps de temps paroxistique, visités tous les jours par le chirurgien aide-major du 20me léger. Je gagnais à cette mesure d'éviter l'encombrement de la salle des fiévreux, de procurer deux lits aux malades qui avaient de grandes sueurs, en même temps que les convalescents, hors de la caserne et de l'hôpital, respiraient un nouvel air et suivaient un meilleur régime.

Martin, un de ces convalescens, est apporté à l'hôpital le 20 novembre, vers les cinq heures du soir : décubitus sur le dos, perte subite de connaissance, yeux ouverts, pupilles dilatées, bouche béante, pouls élevé, à peine plus fréquent. Il n'y a pas eu de frisson. Respiration naturelle, ventre souple, incontinence d'urine ; un peu moins de chaleur aux pieds qu'à la surface du corps, surtout qu'au front ; pas une parole, pas un signe d'intelligence.

Je reconnais Martin pour un des malades dont j'avais arrêté une tierce bénigne par un vomitif : et je me promis de le guérir à moindres frais, avec le quinquina, sans saignée, ni projection d'eau froide. Je lui donne quelques cuillerées d'infusion de tilleul qu'il avale sans difficulté. Je laisse passer douze heures, me contentant d'observer l'état du pouls et de la peau : au bout de ce temps, ne voyant aucune apparence d'apyrexie, ni même de rémission, je lui fais prendre moi-même, par cuillerées, six gros de quinquina délayés dans de l'eau.

L'apyrexie n'eut lieu que vingt-trois heures après l'entrée à l'hôpital ; la fièvre, qui reparut le surlendemain, fut modérée, et les précautions ordinaires achevèrent la guérison.

Faisons une halte ici, et regardons un peu le lieu et le temps où nous sommes.

DE L'INTERMITTENTE BÉNIGNE INSIDIEUSE.

1° L'intermittente bénigne devient insidieuse tantôt d'elle-même, tantôt par une mauvaise médication ou un écart de régime ; quoi qu'il en soit, nous allons signaler deux embûches qu'elle nous dresse en temps néfaste.

1re *Embûche.* La fièvre bénigne parcourt trois ou quatre accès du même pas. Les trois stades sont bien marqués et, pour comble de perfidie, l'accès qui va tourner en pernicieux et coûter la vie, retarde et fait espérer qu'il manquera.

DIXIÈME OBSERVATION.

Le 24 octobre 1584, le cardinal Charles Borromée, archevêque de Milan, quarante-sept ans, complexion catarrhale, éprouve un léger accès de fièvre ; il le dissimule pour ne pas manquer ses exercices de piété.

Le 26, second accès plus fort : la fièvre est reconnue tierce et jugée légitime. (Tisane d'orge ; un peu de panade et adoucissement des austérités. »

Le lendemain, jour de l'apyrexie, le cardinal fait dix-huit milles dans un pays de montagnes, partie à cheval, partie à pied.

Le 28, le malade se couche tout habillé, et supporte encore assez bien ce troisième accès.

Le 30, violent accès depuis cinq heures du soir jusqu'à quatre heures du lendemain matin. Lors de l'intermission suivante on porte le fébricitant en litière jusqu'au Tessin, où il s'embarque. Le cardinal, arrivé à Milan le jour suivant, déjeune et règle quelques affaires d'administration ; l'accès retarde ; on en augure bien. *Medici sustulerunt manus et bona signa prædicabant.* Le soir la fièvre se déclare, sans frisson, par l'assoupissement et la défaillance. On réveille le malade à plusieurs reprises, on cherche à le ranimer avec du vinaigre ; on lui donne à boire de la tisage d'orge chaude et en abondance, afin de provoquer la sueur. Cependant le pouls s'affaiblit de plus en plus, l'assoupissement augmente. Consultation précipitée. Les médecins prononcent qu'une mort prochaine est à craindre, et que, si le cardinal survit à ce cinquième accès, la maladie sera longue. Le malade, qui a entendu, ouvre les yeux, fait des efforts pour se lever, profère quelques paroles mal articulées, et d'une main qu'on lui soutient bénit les assistants. La sueur qu'on espérait ne paraît point. Trois heures d'agonie paisible. Mort le 3 novembre à quatre heures du matin.

On a remarqué que saint Charles Borromée était mort au même âge que son père. (*Vie de saint Charles Borromée, traduite en latin par Rubens, de l'italien de Giussano*).

La transformation des intermittentes bénignes en pernicieuses a été observée de tout temps. Nous voyons presque tous les ans, du moins dans cette contrée, dit Lazare Rivière, des fièvres intermittentes tierces qui prennent le caractère de la plus grande malignité, et enlèvent les malades au troisième ou quatrième accès. *Videmus enim singulis ferè annis, in hac saltem regione, febres tertianas intermittentes quæ summæ malignitatis sunt participes, tertiâ vel quartâ accessione ægros de medio tollere, quamvis dixerit Hippocrates, Aph. 43, sect. 4.* (Lazare Rivière) ([b]).

Nos contemporains ne ménagent pas plus que les modernes l'immortel auteur des Aphorismes, et biffent fièrement cette sentence du premier livre des Épidémies : *Tertiana exacta celerem habet judicationem neque lethalis est.*

Ce n'est que depuis notre conquête de l'Algérie que nous rendons justice à Hippocrate. MM. Antonini et Monard frères divisent l'année en deux saisons, relativement à la médecine dans le climat d'Algérie, l'une ordinaire et l'autre épidémique. « Nous entendons, disent-ils, par année épidémi« que, celle pendant laquelle le nombre des mala« des se trouve rapidement augmenté, triplé ou « quadruplé par l'effet des causes pathogéniques « nouvellement développées ou devenues plus ac« tives. Cette période comprend environ six mois. « Elle commence au moment où l'évaporation des « eaux laisse à découvert une plus grande étendue « de marécages et se prolonge jusqu'aux pluies « abondantes qui viennent de nouveau recouvrir « le sol. Juin, juillet, août, septembre, octobre et « novembre lui appartiennent ordinairement. Les « autres derniers mois de l'année ne sont guère que « le temps des maladies sporadiques en rapport « avec les prédispositions individuelles ». (*Considérations sur les Fièvres intermittentes, par MM. Antonini et Monard frères, médecins ordinaires attachés à l'armée d'Afrique*).

On voit que l'année médicale se résume en deux saisons, l'une estivale et l'autre tempérée. Or, Hippocrate n'a pas manqué de nous prévenir que l'été est la saison néfaste. *Cholericæ affectiones in æstate fiunt et febres intermittentes et quibus horrores accedunt, hæ quandoque malignæ sunt* (*libro septimo Epidemiorum*). Ce qu'il nous dit de la Grèce s'applique à l'Algérie, située à peu près sous la même latitude; car qui de nous ignore que la dysenterie et la fièvre intermittente pernicieuse sont les deux maladies qui, à cause de l'encombrement, nous enlèvent le plus de soldats dans les hôpitaux de l'Algérie?

ONZIÈME OBSERVATION.

INTERMITTENTE PERNICIEUSE, COMATEUSE, ICTÉRIQUE.

« François Lauretti, cordonnier, âgé de soixante ans, d'une constitution maigre, tomba malade le 17 août 1822. Il eut tous les jours la fièvre, qui débutait par des frissons et se terminait la nuit par des sueurs : il y avait en même temps constipation et douleur à l'épigastre. Il fut apporté à l'hôpital du Saint-Esprit le 24 août.

« Soir, couleur jaune-citron foncé de tout le corps; il dit que cette couleur est venue pendant le dernier accès; peau des extrémités froide, sentiment de chaleur interne, langue rouge et sèche; pouls, 108, comme un fil. Il avait tellement sa connaissance, qu'il nous sourit en nous voyant approcher, car nous lui avions déjà parlé lorsqu'on l'apporta à l'hôpital et qu'il n'était pas encore dans son lit. Il ne se plaignait de rien, paraissait fort tranquille; et répondit parfaitement à tout ce que nous lui demandâmes.

« Le 25, matin, coma, immobilité, décubitus sur le dos; insensibilité des membres quand on les pinçait; mais quand on appuyait sur la région de l'estomac, tout son corps faisait un mouvement brusque: jaunisse persistante; pouls insensible à l'avant-bras, à la crurale 122. Il prit quelques cuillerées de quinquina pendant cet accès; il le vomit: il mourut cette même matinée à dix heures.

« Ce malade est un de ceux qui m'a le plus étonné relativement à la terminaison funeste de sa maladie. J'étais présent quand il fut amené à l'hôpital: son teint était jaune, l'expression de ses traits était celle de la fatigue, mais sans avoir ce caractère particulier de souffrance qui est propre aux affections abdominales; ils n'étaient point contractés, aplatis, comme dans les affections continues. En attendant qu'on lui donnât un lit, il était couché sur le brancard qui avait servi à le porter, et il ressemblait plutôt à quelqu'un qui est fatigué d'une longue course qu'à un malade qui n'existera plus dans quelques heures. Il avait toute sa connaissance, car il était dans l'apyrexie; son accès était venu le matin, et s'était terminé à trois ou quatre heures après midi. C'est de lui seulement que j'ai su les détails relatifs à son état antérieur ; et comme je ne prenais de notes que sur ceux que je présumais ouvrir, j'hésitai quelque temps avant de me déterminer à considérer celui-ci comme tel. Quel dut être mon étonnement quand, le lendemain matin, cette physionomie animée la veille par le sourire tranquille de cette reconnaissance que l'on éprouve pour ceux qui s'intéressent à votre état, n'exprimait plus qu'une fin prochaine que j'étais si éloigné de prévoir ! » (*Traité anatomico-pathologique des Fièvres intermittentes simples et pernicieuses*, *par E. M. Bailly*, *de Blois*. IVe Observ.).

Le docteur Bailly est *étonné* de cette mort, il prétendait arriver un jour par l'anatomie pathologique à la connaissance du siége de l'intermittente pernicieuse ; déception ! les symptômes de cette fièvre ne sont pas en rapport avec les lésions organiques.

Le père de la médecine se méfiait tellement de la fièvre estivale, qu'il nous défend de laisser passer, en aucun cas, le quatrième jour sans donner à prendre un remède qui arrête cette fièvre ou change son cours. *Cum febris tertiana* (*per œstatum*) *detinuerit*, *si quidem impurgatus esse tibi videatur*, *quarto die medicamentum purgans exhibeto*, *at si medicamento opus esse non videatur, in potu ea medicamenta danda sunt, quibus febris aut transmutetur, aut desinat.* (*De affectionibus, pag.* 520, A.F. *interprete*). Il n'est pas question de tirer du sang.

2me *Embûche.* L'intermittente bénigne a suspendu son cours d'elle-même ou par l'effet de quelque succédané du kina. Cependant, la convalescence n'est pas franche. L'appétit manque, sommeil à bâtons rompus, les forces et le teint ne reviennent pas. Un des phénomènes qui faisait partie de l'accès reparaît encore. Malgré cela, vous témoignez de l'assurance, vous attendez tout du temps et du régime, vous ne jugez plus nécessaire de médicamenter votre homme, et celui-ci est si content de sortir de l'hôpital, qu'il affirme être guéri, quoiqu'il se sente encore sous le coup de la fièvre.

Vous vous flattiez trop. Cette fièvre bénigne que vous croyez loin, bien loin, est toujours restée là, tout près, se gonflait de venin dans l'ombre, et au premier jour la cruelle fondra sur le convalescent et l'enlèvera de haute lutte. *Imò cùm vera per aliquot dies successerit intermissio, non semper omnis abjiciendus metus; fit relapsus, ut diximus, et universa malorum cohors iterum aliquoties irruit.* (J. B. Senac).

Combien de soldats éconduits d'un hôpital encombré et portés guéris sur les cahiers de visite, sont morts de rechûte ! « Il y avait encore alors « de nombreux exemples de fièvres algides, d'affec- « tions cholériformes, ou révélant l'aspect de la « fièvre jaune, des hydropisies multipliées, des « œdèmes, des diarrhées interminables, et d'é- « normes engorgements de la rate ; c'est qu'à cette « époque on employait les saignées concurrem- « ment avec le quinquina administré dans des pro- « portions excessives, et on obtenait rarement de « promptes et franches convalescences ». (*Campagne de Constantine, par le docteur C. Sédillot*).

J'en appelle au docteur Léonard, médecin de l'hôpital militaire de Toulon, qui a reçu les évacués de l'Algérie.

« Un homme entra dans ma salle, atteint de « fièvre intermittente contractée en Afrique ; je « me propose d'administrer le quinine le lendemain « de son entrée ; mais auparavant je cherche à « dissiper une légère douleur abdominale qui part « de l'estomac et arrive à l'ombilic ; j'ordonne « quarante sangsues à appliquer sur le point dou- « loureux. Celui-ci cède vers les quatre heures de « relevée ; une épistaxis violente se déclare ; on « tamponne dans la nuit ; vers le matin, des symp- « tômes mortels de choléra se déclarent, le sujet « meurt dans la journée. L'autopsie révéla un état « inflammatoire ancien, mais rien de récent. Est-ce

« un accès de fièvre intermittente-cholérique qui « l'a enlevé? la chose peut être, il n'y a rien d'ex- « traordinaire qu'une fièvre d'accès se revête de « symptômes nefastes, sous l'influence fatale. On « se rappelle que ce marin venait de Bone en « France, et qu'il avait pris terre la veille de sa « mort ». (*Choléra-morbus en Provence*, *par M. Lauvergne*, *professeur à l'École de médecine du port de Toulon*).

Voilà les deux embûches, voici le moyen d'y échapper. Portez les choses à l'extrême. Persuadez-vous que toute intermittente bénigne laisse en temps néfaste, si elle n'est pas coupée par le kina, une porte ouverte à la pernicieuse; en effet, nous avons vu trois de nos intermittentes bénignes coupées en été par l'émétique, avoir un retour dangereux, tandis que toutes celles coupées par le kina, (et elles sont en bien plus grand nombre), si elles ont récidivé, n'ont pas été plus graves qu'auparavant. Cette récidive est quelque chose de fâcheux sans doute, toujours est-il qu'on gagne du temps, on espère des jours meilleurs, on procure un congé de convalescence.

Donnez donc le kina pendant fort long-temps, en substance plutôt qu'en quinine, surtout à l'issue de chaque accès, la fièvre finira par s'user.

M. Devina, capitaine de gendarmerie, en

convalescence à Avignon (année 1841), d'une fièvre intermittente contractée en Afrique, avait depuis six mois, à peu près tous les quinze ou vingt jours, un paroxisme fortement marqué par les trois stades et persévérait à prendre du kina à certaines distances. C'est en s'éloignant davantage du midi, et allant résider à Foix qu'il a été délivré de son intermittente erratique.

L'intermittente pernicieuse ne nous dresse qu'une embûche, et c'est à son incubation ; elle n'attaque jamais d'emblée et s'annonce toujours par des prodromes qui nous offrent sur elle une prise assurée. Dionis va jusqu'à prétendre que l'apoplexie foudroyante a quelques signes avant-coureurs. *Dissertation sur la mort subite.* Ainsi le pléthorique qui ferait bien attention aux phénomènes accidentels et sensibles qui surviennent en sa personne, échapperait, sinon à la mort subite du moins à la mort imprévue ; mais, étourdis que nous sommes, nous croyons que le mal n'a point été quand il n'existe plus, tandis que chaque impression en reste dans notre économie. Tous les petits coups portés à la porte de la vie, l'ébranlent et finissent par l'entr'ouvrir, alors la mort, quand elle se présente, entre sans frapper ; les approches de l'intermittente pernicieuse sont encore plus faciles à sentir que celles de l'apoplexie. Durant la saison néfaste figurez-vous que vous vivez dans une place mise en état de siége. On dit de tous côtés, que l'intermittente pernicieuse est en règne. L'expression est juste, les maladies sporadiques se taisent en présence d'une endemie; ne voyez donc dans toutes les indispositions subites que symptômes précurseurs de la fièvre regnante; les avant-coureurs sont multiples et variés à l'infini : lassitudes spontanées, frissons irréguliers, rêves pénibles, malaise indéfinissable. *J'ai le cœur mal appuyé*, me disait une personne du beau sexe. Le soldat le plus actif, le plus brave, se trouve indolent, sans courage, point ou presque point de froid, pouls normal, etc. etc. Il semble que la fièvre pernicieuse ait peine à prendre pied, et un médecin a écrit : « Que cet état de prodromes tenait le milieu entre « la santé et la maladie ». Non, non certes! l'individu est frappé, atteint par la pernicieuse. L'organisme est sorti de ses gonds.

Ne restez pas indécis, à l'imitation de Sydenham, ce médecin tant renommé, qui sorti deux fois de Londres, en temps de peste, nous dit, avec un sang-froid qui fait mal : « J'ai laissé mourir, sans « leur rien faire, bien des malades que j'aurais « peut-être sauvés par une médecine hasardeuse; « mais je ne voulais agir qu'avec connaissance de « cause, et le temps que les autres médecins em-

« ployaient à consulter les livres, je le mettais à « observer ». *Id tempus quod alii medici impendunt lectioni auctorum, ego observationibus transegi.* Ce *rien faire* est pardonnable à Hippocrate; la médecine était au berceau. A présent que la séméiotique place habilement des signaux distincts sur les points de l'économie qui sont attaqués ou menacés, le thérapeute a un grand avantage. Êtes-vous appelé à la hâte pour une personne tombée en un malaise extraordinaire, sans autre cause appréciable que la saison néfaste, n'attendez pas que la maladie se dessine, vous êtes déjà assez éclairé, et, demain, si vous aviez attendu, vous le feriez par un incendie. Marchez donc sur cette endémie naissante, attaquez-la hardiment avec le kina quand même! ne craignez pas de prendre le change, il vaut mieux donner le kina mal-à-propos, que d'en manquer, que d'en différer l'administration. Par quelle fatalité la saignée en cette médecine agissante, a-t-elle toujours le pas sur l'écorce du Pérou?

DOUZIÈME OBSERVATION.

« Le nommé Baismé ([c]), grenadier au 27me de ligne, entra à l'hôpital le 8 août 1829, se disant malade depuis cinq jours. Il avait une sorte d'embarras dans l'épigastre, et habituellement des envies de vomir depuis ce temps. Il n'avait point et n'avait point eu de fièvre. La langue différait peu de l'état naturel. Cet homme, âgé de 23 à 25 ans, bien constitué, paraissait peu malade. Je le mis à la diète et à l'usage de la limonade gommeuse pour l'observer.

« Le lendemain matin, 9 août, il me dit qu'en revenant des lieux d'aisance, il était tombé à l'entrée de la salle, ce que les infirmiers me confirmèrent. Il avait éprouvé comme une faiblesse ou un tournoiement de tête qu'il ne savait définir.

« Le soir il avait la face animée, les yeux brillants, avec mal de tête, chaleur, soif, fièvre évidente. Je lui prescrivis une saignée du bras de douze onces, à trois heures. Il paraît que le soir il fut pris d'un frisson et mourut de neuf à dix heures.

« J'avais déjà traité des fièvres intermittentes pernicieuses en Espagne, et j'avais eu le bonheur de ne perdre aucun malade par l'effet de ces affections. Là les intermittences étaient marquées, et quoique les symptômes fussent graves, on pouvait se reconnaître et y remédier. Je compris bientôt qu'il n'en était pas de même en Morée, et qu'il fallait redoubler de vigilance pour pouvoir être utile. » (*Des Fièvres intermittentes et continues*, *par Raymond Faure*, *docteur en médecine*).

Ces réflexions nous apprennent que l'intermittente pernicieuse est sub-intrante en Morée plus souvent qu'en Espagne, et nous verrons, dans la seconde Partie de ce Mémoire, que les Observations des 1er et 3me livres des épidémies, ont été la plupart reconnues pour des pernicieuses sub-intrantes par ceux de nos contemporains qui ont pratiqué dans la patrie d'Hippocrate.

TREIZIÈME OBSERVATION.

« Ardemagni de Chignolo, 50 ans, constitution robuste, tempérament sanguin, se réveilla à la pointe du jour, le 20 septembre 1839, avec un frisson et devint aussitôt maniaque : cheveux hérissés, yeux hagards et menaçants; il s'agitait dans son lit en criant à tue tête : *Sancta Maria, Mater Dei!* attaquait sa femme, son frère, et les autres personnes qui venaient à lui, et se débattait comme un forcené. On eut besoin de beaucoup de monde et de force pour le mettre au lit et l'assujettir. Je fus appelé; je le trouvai blotti sous les couvertures; à ma voix il avança la tête et cria aussi fort qu'un énergumène : *Sancta Maria, Mater Dei!* Peau froide et sèche, pouls lent et à peu près normal. On ne savait à quoi attribuer cette manie improvisée, rien ne l'avait annoncée; à moins qu'on ne voulût prendre pour prodrômes des rires grossiers qu'il avait fait entendre les nuits précédentes et qui n'avaient pas eu de suite.

« N'ayant pas de renseignemens sur la cause et le siége de la maladie, (*et le mois de septembre, ne lui disait-il rien?*) je prescrivis, eu égard à la vigueur de la constitution et à la perte subite des facultés intellectuelles, une saignée générale et un vomitif. Le chirurgien eut beaucoup de peine à ouvrir la veine, parce que le maniaque, quoique contenu par des hommes forts, se débattait d'une manière surprenante; le sang parut naturel. Ce ne fut pas non plus sans difficulté que ses proches le déterminèrent à prendre l'émétique. Vomissemens de matières verdâtres, puis muqueuses. Je fus obligé d'arrêter les effets du tartre stibié, tant les soulèvemens de l'estomac en vacuité étaient fatigants. Les choses allèrent de ce train-là jusqu'à midi; alors le pouls commence à se ranimer, il prend de la force et de la fréquence, et, au bout de deux heures, la peau devient moite. Le malade reconnaît quelques-uns des assistans, et me salue par mon nom en me voyant approcher de son lit. La fureur diminue; le visage et tout le corps se couvrent de sueur; urine rare, rouge-briquetée; pouls large et onduleux; point de douleurs de tête; encore un léger degré de stupeur. Faisait-on quelques questions, il repassait en lui-même ce qu'on lui avait dit et répondait en paroles mal articulées.

« Ardemagni ne se souvenait pas de son accident, si ce n'est qu'en se réveillant le matin il avait été saisi d'un froid aigu et avait aussitôt perdu la raison. Il ne savait rien de ce qui lui était arrivé depuis. La sueur et la fièvre cessèrent bien avant dans la nuit, et avec elles disparurent les symptômes de manie, au point que le malade, au lieu de se sentir faible, déclara qu'il se sentait parfaitement bien portant. Ce fut alors que, réfléchissant à la marche de cette manie, qui avait été compagne de la fièvre, j'acquis la conviction que j'avais à traiter une fièvre intermittente larvée, et, voulant faire tout de suite ce qu'il y avait à faire, je fis prendre vingt-quatre grains de sulfate de quinine depuis huit heures du soir jusqu'à deux heures après minuit.

« A cinq heures du matin survint un second frisson qui fut suivi de coma; mais cette fois les deux symptômes se dissipèrent dans l'espace d'une heure. Ce n'était qu'un ressentiment de l'accès qui parcourut ses périodes et se termina dans la soirée. Je donnai ensuite dix-huit grains de sulfate de quinine, et il n'y eut plus de fièvre, de coma et de manie ». (*Par le docteur Emilio Bonnetti de Chignolo*).

Nous félicitons notre confrère de ne s'être pas

mis en état de savoir si cet accès aurait appartenu à une intermittente quotidienne, tierce ou quarte.

Supposons que vous soyez appelé plus tard; le mal est développé, mais il ne vous paraît pas assez bien caractérisé. Il se compose de symptômes disparates, anormaux. La congestion du sang au cerveau, la phlegmasie pulmonaire, le choléra-morbus, la gastrite et d'autres affections aigues semblent menacer et attaquer de concert toute l'économie, et pourtant le pouls est à peu près normal. A quels viscères porter les premiers secours? à tous à la fois, et vous le pouvez avec le kina. Cette disparité des symptômes fait le caractère propre des intermittentes pernicieuses et leur donne un air de famille.

. . . . Facies non omnibus una
Nec diversa tamen, qualem decet, esse sororum.

Ovid.

QUATORZIÈME OBSERVATION.

INTERMITTENTE LÉGITIME COMPOSÉE.

Un phthisique, un asthmatique, un épileptique, etc., peuvent être atteints de fièvre intermittente légitime, et alors il serait possible que la complication en imposât pour une intermittente pernicieuse. La méprise serait d'autant plus fâcheuse que la saignée semblerait devoir être mise en première ligne où le quinquina suffit pour dédoubler la maladie ; le commémoratif et la constitution médicale serviront beaucoup au diagnostic.

Savoyard, 24 ans, soldat au 20me léger, convalescent d'une pneumonie, attendait au quartier l'époque de l'inspection pour obtenir un congé de quelques mois. Le 25 septembre, à dix heures du matin, on l'amène à l'hôpital. Respiration difficile, toux sèche et fréquente, douleur de poitrine, angoisses, faiblesse extrême, pouls petit et à peine sensible ; point de froid, ni de soif, ni de mal de tête ; amaigrissement général. C'est, dit-on, une rechute de sa première maladie. (Infusion de tilleul tiède, potion gommeuse, pédiluves sinapisés). Dans l'après midi le pouls s'élève, la chaleur augmente, la toux devient moins pénible, l'expectoration plus facile, une sueur chaude et générale se déclare dans la nuit, et Savoyard est, le 26 au matin, aussi bien qu'auparavant. (Douze grammes de quinquina).

Le 27, ce soldat n'est pas plus mal quoiqu'il n'ait pas dormi. (Douze grammes de quinquina). Il a été guéri de sa fièvre intermittente à l'aide de petites doses de sulfate de quinine, dont l'administration a été éloignée de plus en plus. Il est remarquable que pendant l'usage de l'anti-périodique, la toux fut plus sèche, l'expectoration plus difficile, et que le malade se plaignit de souffrir à l'hôpital des douleurs de poitrine plus fortes que celles qu'il avait ressenties au quartier ; toutefois les symptômes thoraciques se calmèrent par les antiphlogistiques et la diminution graduée du sulfate de quinine. Savoyard partit pour la France le 8 octobre. Cette observation fait voir que le quinquina jouit de deux propriétés : l'une tonique, l'autre anti-périodique. Si l'intermittente était pernicieuse, on débuterait par le kina à haute dose sans craindre même de passer par dessus la défense que fait Talbot de donner le kina dans les jours critiques de la femme.

C'est Ludovicus Mercatus, médecin espagnol du XVIe siècle, qui a surnommé pernicieuse la tierce simple susceptible de tourner à mal en certaines circonstances, et ce surnom avertissait les médecins qui pratiquaient avant la découverte du quinquina et leurs successeurs, d'arrêter de bonne heure et en tout temps l'intermittente simple qui venait surcharger une maladie déjà existante, ou aggraver une position délicate, par exemple, la grossesse. *Cum hæc accidentia succrescant, conjicies tertianam fieri in accidenti perniciosam, et non ex nativa sorte.* (Dominici Mercati de put. feb. nat. et cur.).

QUINZIÈME OBSERVATION.

Madame Reverdy-Liébert, d'une complexion délicate, âgée de 20 et quelques années, enceinte de 4 à 5 mois, passait la belle saison à sa campagne, dont la maison est située sur la lisière d'un bois, à une lieue de Tours. Un jour d'automne, vers midi, elle est saisie d'un frisson suivi de chaleur et de sueur. Les trois stades furent pénibles, le mal de tête était le symptôme dominant. *Appelera-t-on le médecin? — Et pourquoi s'alarmer si vîte? Ce ne sera peut-être rien. Les femmes ont si souvent des indispositions passagères, sans aucune suite! un mouvement de fièvre ne fait pas toujours une maladie, pas plus qu'une hyrondelle ne fait le printemps. On verra demain.* La fièvre se termina dans la nuit par une sueur universelle et la malade dormit tranquillement la matinée; toute la journée fut bonne. On se félicitait d'avoir attendu : *La présence d'un médecin clinique a toujours quelque chose d'affligeant dans une maison.* Mais le lendemain, la fièvre revint à la même heure et parut plus forte. On n'hésita plus, le médecin fut mandé.

Je reconnus le second accès d'une fièvre tierce et conseillai de ramener la malade à la ville, l'accès passé, pour être plus à portée de lui donner des soins.

Le matin du jour suivant, à une seconde visite, la dame était au lit, sans fièvre et inquiète seulement (avec raison) de son état de grossesse. Je lui fis prendre quatre décigrammes de sulfate de quinine dans un peu d'eau sucrée, (ce sel était en usage depuis un an). Elle les trouva très-amers, les avala avec répugnance et les vomit presqu'aussitôt. Je les remplaçai par le kina en substance, à la quantité de vingt-quatre grammes que je donnai en deux doses, à quelques heures de distance, pour ne pas blesser l'estomac. Le troisième accès fut peu de chose et la malade guérit parfaitement moyennant les précautions ordinaires, sans que personne se doutât du malheur dont la famille avait été menacée.

Mauriceau rapporte neuf cas semblables, et il a toujours attaqué sans différer l'intermittente chez les femmes enceintes, avec le kina, fébrifuge le plus sûr.

La poudre péruvienne est encore plus nécessaire vers la fin de la grossesse.

SEIZIÈME OBSERVATION.

FIÈVRE TIERCE A LA FIN DE LA GROSSESSE.

L'Armée de la Loire venait d'être licenciée et M. Lancestre, chef d'escadron dans la garde impériale, attendait chez sa belle-mère, à Tours, l'accouchement prochain de son épouse. Un vendredi l'espérance fut troublée par un accès de fièvre qui survint à la dame vers les deux heures de l'après-midi. Les trois stades furent bien marquées, et l'apyrexie était complète le samedi matin.

Dans une circonstance ordinaire, la fièvre eût été légitime et traitée sans urgence; mais l'imminence de l'accouchement faisait redouter pour la fébricitante le sort de la femme de Droméade. Onzième malade des épidémies, liv. I., sect. 3. Aussi, en présence du second accès, le dimanche à la même heure, je pris mon parti. Le lundi matin, au déclin de la sueur, je donnai douze grammes de quinquina dans un demi-verre d'eau refroidie, et quatre heures plus tard douze autres grammes. Le mardi la fièvre manqua, et le soir les douleurs de l'enfantement se déclarèrent. La dame, primipare, mit au monde une fille qui avait évidemment souffert des deux accès de fièvre tierce. Mais la tendre inquiétude de la grand'mère assura la frêle existence de l'enfant. La petite fut couchée dans une boîte de coton pendant plusieurs jours, au coin du foyer, et aujourd'hui cette belle personne fait la joie et l'avenir de ses parens à Versailles.

DIX-SEPTIÈME OBSERVATION.

INTERMITTENTE ALGIDE.

Je rapporte aux intermittentes algides, la fièvre (je n'en connaissais point l'origine) qu'éprouvait le prêtre Marc-Antoine Origonus, âgé d'environ 70 ans, célèbre chanteur dans sa jeunesse. Il était traité par je ne sais quel médecin, grand ennemi du kina. Ce médecin assurait toujours que la fièvre était bénigne, sans aucun risque, à ce qu'on me dit, quand, une certaine nuit, je ne sais comment, le malade tombe en danger. Tout-à-coup le corps se refroidit; une légère moiteur se répand autour de la poitrine et des membres supérieurs; angoisse, défaillance, étouffement et presque plus de pouls. Au point du jour, on court chez le médecin, qui, voyant le malade en cet état, déclare qu'il n'y a rien à faire que de lui administrer les derniers Sacremens. — *Comment se fait-il que quelqu'un que vous aviez trouvé à votre dernière visite en si bon état, soit à présent près de mourir? — C'est qu'une maladie du plus mauvais caractère a éclaté cette nuit; et il n'y a pas au monde de médecin capable de prévoir cette catastrophe, de l'empêcher, ni d'y remédier.*

Là dessus, on appela un autre médecin, le docteur Floranus, pour qu'il vint voir le malade et s'adjoignit, s'il le jugeait nécessaire, un de ses confrères. Le nouveau médecin, ayant vu le malade et entendu ce qui s'était passé, répondit qu'il n'y avait rien à faire; cependant il ajouta que ce serait peut-être le cas d'employer ma méthode d'administrer le kina, d'après ce qu'il en avait entendu dire en société. Il engagea même les parens à me faire appeler et s'en alla; mais on craignait que je ne voulusse pas me charger seul du traitement, ou consulter avec un médecin prévenu contre le kina (on connaissait aussi mon éloignement pour toute dispute avec les autres médecins et pour enlever leurs cliens), ce qui fit qu'il conseilla de prier la sérénissime duchesse de Brunswick qui protégeait le prêtre, de daigner me dire de visiter son protégé et de m'en charger. Je me rends donc auprès du malade et je le trouve dans l'état dont j'ai parlé. Ce vieillard n'a pas la force de répondre à nos questions, et tout ce que je peux tirer des assistants, c'est qu'il se portait passablement bien les jours passés, et pourtant il avait l'air d'avoir toujours un peu de fièvre, quoique le médecin dît que la santé était bonne. Enfin, ils me donnèrent pour chose certaine, que le malade avait la fièvre de deux jours l'un, que les jours impairs étaient les mauvais. Appuyé sur cette seule circonstance, je prescrivis aussitôt une demi-once de kina à prendre en deux fois, dans l'espace de trois ou quatre heures.

Le lendemain, le pouls était un peu élevé et on n'aperçut pas de fièvre. Demi-drachme de kina le matin, et autant le soir; le surlendemain, une demi-drachme et les jours suivants pendant quelque temps. Ainsi se dissipèrent tous les symptômes mortels de cette fièvre, il ne resta qu'une extrême débilité; il y eut bien une légère récidive au bout de deux ou trois semaines, mais l'écorce du Pérou en fit prompte justice. Toutefois, la convalescence fut longue et pénible. Ce n'est que trois mois après sa guérison que le prêtre eut la force de sortir et d'aller dire la messe. Du reste; il a vécu encore plusieurs années, aussi vigoureux qu'auparavant. (Obs. VIII. *Lib. IV. Cap. II. Torti*).

DIX-HUITIÈME OBSERVATION.

INTERMITTENTE ALGIDE.

Roger, soldat au 20me léger, 24 ans, avait essuyé deux accès de fièvre tierce, jours impairs; la fièvre ne durant que quelques heures, il ne voulut même pas demander une exemption de service.

Le 1er octobre, étant à faire l'exercice dans la matinée sur la place Bonaparte, il tombe sans connaissance. On se hâte de le relever, de lui ôter son col, et on le transporte à l'hôpital entre onze heures et demie. La connaissance lui revint en chemin. Teint plombé, yeux obscurcis et à demi-fermés, pouls faible et petit, angoisses, soif inextinguible. A chaque instant le malade se sent mourir, peau froide sans frisson. (Chaussettes de laine aux pieds, vésicatoires aux mollets; *ad spirituum expansionem* (Morton); eau de menthe chaude et sucrée; frictions de teinture de cantharides). La chaleur se fit attendre jusqu'au soir, et le troisième stade commença à se marquer la nuit par de la moiteur au visage. Le Protée n'était plus difficile à reconnaître. Le 2 octobre, à l'issue de la sueur, à huit heures du matin, six décigrammes de sulfate de quinine. Cette dose est suffisante, au dire de quelques médecins d'Afrique; j'espérais avoir le même succès, je me trompais. Le 3, à dix heures du matin, invasion de l'accès avec tout son cortège. Ce retour me désappointa, les doutes les plus accablants s'élevèrent dans mon esprit sur l'efficacité du sulfate de quinine ou du moins sur ma formule. Que le continental ait succombé après avoir pris même dose du fébrifuge, l'heure tardive de l'administration explique cette inefficacité; mais Granger, mort il y a cinq jours, avait pris les six décigrammes, dix-neuf heures avant l'accès. Roger allait-il avoir le sort de ce caporal? Probablement le dernier malade n'a pas pris le fébrifuge en quantité suffisante. En effet, les chimistes retirent quatre grains et demi de quinine par gros de quinquina jaune. Ainsi Granger et Roger n'ont pas pris la valeur de trois gros de quinquina. J'aurais donné six gros de quinquina en substance; et pourquoi ne pas donner les six gros de Torti qui ont sauvé la vie à la femme de la Membrolle dans un accès désespéré? Je fis donc avaler cette dose à Roger dès que le second stade fut en plein développement. Le 4, de bonne heure, le malade n'éprouvant pas de soulèvement d'estomac, je me rassurai jusqu'à un certain point : apyrexie dans la journée; la nuit, Roger dormit mal, rêva beaucoup, mais le 5 l'accès manqua. L'appétit et le sommeil, indices de la santé, ne revinrent que le 14. L'usage du quinquina à dose et distances convenables et un régime substantiel mirent le convalescent en état de sortir le 29 octobre.

Puissent ces lignes (*salvâ reverentiâ*) tomber sous les yeux de M. le membre du Conseil de santé des armées, dont la pratique a-t-il dit à l'auteur de ce Mémoire, est arrêtée à ne dépasser jamais cinq à six décigrammes dans la première dose de sulfate de quinine.

Il n'est pas rare de voir l'intermittente pernicieuse débuter tout-à-coup par une défaillance. Le docteur Gasté en rapporte un exemple dans le onzième volume des Mémoires de médecine et de chirurgie militaires ; il l'avait aussi observé en Corse.

Les habitans du Midi ont la circulation du sang plus accélérée que ceux du Nord : aussi portent-ils d'amples vêtemens qui concourent à rafraîchir le sang, en même temps qu'ils lui permettent un libre cours. La guerre d'Afrique nous ayant appris que l'ardeur du soleil est plus à craindre pour la tête de nos soldats que les coups de yatagan, on leur a donné le képy en remplacement du schako, qui joignait à l'inconvénient de la pesanteur celui de servir de point de mire au plomb de l'ennemi. Allons plus loin : qu'ils soient délivrés de la constriction du col, à l'imitation des indigènes d'Afrique. Il convient qu'une aisance particulière corresponde à la région du corps qui est la plus sensible à la gêne du costume. Le premier soulagement que se procure un voyageur fatigué de la marche et de la chaleur, est d'ôter sa cravate ; nos soldats décolletés gagneront en hygiène au delà de ce qu'ils perdront à la parade.

D'ordinaire le premier stade est le plus court et passe même inaperçu. Chez Roger, il a été le plus long et très-marqué. Cette différence qui paraît si grande n'en est pas une, du moins n'apporte que du délai dans l'administration du kina. On attend, afin de le donner dans l'entrain du second stade, parce qu'il serait rejetté dans le premier stade. Et si le premier stade ne cessait pas, que faudrait-il faire? Torti va nous l'apprendre.

DIX-NEUVIÈME OBSERVATION.

INTERMITTENTE ALGIDE.

Une intermittente des plus remarquables parmi les algides, est celle que le docteur Candrinus a guéri, en mon absence et d'après ma consultation sur la Donna Sigismeunda Narda, presque octogénaire. La malade avait une intermittente dégénérée en une pernicieuse. Froid glacial par tout le corps impossible à rechauffer, pouls presque éclipsé. Tout le monde s'attendait à la voir mourir par la violence de la fièvre, le grand âge et la décrépitude. Cependant, dès qu'elle eut pris une once de kina, selon ma consultation, elle se releva, sa santé se rétablit. Elle a vécu encore plusieurs années. *Obs. Xe. lib. IV. cap. II.*

Le grand âge est la moindre considération, parce que ce n'est pas le nombre des années qui fait l'âge, c'est l'état des organes ([d]).

On voit qu'il y a deux intermittentes algides ; l'une qui passe avec le premier stade, l'autre qui occupe tout l'accès. Le kina triomphe de toutes les deux.

Quelque diversifiés que soient les symptômes, c'est toujours sur la marche d'un accès qu'on se règle pour l'administration du kina.

VINGTIÈME OBSERVATION.

INTERMITTENTE PERNICIEUSE AVEC CYANOSE.

Le 27 septembre, vers les deux heures du matin, on apporta sur un brancard, à l'hôpital, un soldat du 20me léger, nommé Gayrou, âgé de 24 ans, demi-hercule. Il était tombé tout-à-coup en défaillance au quartier, et n'avait eu que la force de crier : *je me sens mourir !* Cyanose, froid glacial à la surface du corps, moindre au front, un peu de chaleur à la langue et à l'haleine, angoisses, respiration étouffée, yeux obscurcis et à demi-fermés, bouche béante ; le pouls ne commençait à être perceptible qu'au pli du bras ; intégrité des fonctions intellectuelles ; point de mouvemens spasmodiques, de vomissemens, ni de diarrhée. Le malade, loin d'être indifférent sur son état, comme les cholériques asiatiques, ne cessait de dire d'une voix presque éteinte : *Sauvez-moi la vie*, *faites-moi quelque chose*, *ou je suis un homme mort*. Les renseignemens portaient que Gayrou avait eu un léger accès de fièvre de dix heures du matin à deux heures de l'après-midi, trois jours de suite, et qu'il avait refusé d'entrer à l'hôpital. « *Faites-lui une petite* « *saignée*, me conseillait quelqu'un, *et je vous as-* « *sure que son pouls va se relever* ». Le commémoratif et la constitution médicale me disaient trop haut que la maladie était une fièvre intermittente légitime, dégénérée en pernicieuse. Pour avancer le second stade, je fais envelopper le corps de la tête aux pieds, dans une couverture de laine sur laquelle on promène une bassinoire, bonnet et chaussettes de laine, frictions alcooliques chaudes sur les membres et la poitrine, sinapismes aux mollets, quelques cuillerées d'infusion de menthe avec addition d'alcoolat de mélisse. Vers les six heures du matin, la chaleur commença à paraître ; urine foncée en couleur. A trois heures, la chaleur étant bien développée, et la sueur ne s'annonçant pas encore, je fis prendre moi-même vingt-quatre grammes de quinquina, délayé dans du vin. A présent que la médecine a fait tout ce qu'elle pouvait faire, quel pronostic porterons-nous ? Il est subordonné au temps que le fiévreux avait encore à vivre, lorsqu'il a pris l'anti-périodique. L'accès retarda le lendemain, il ne revint qu'à dix heures du matin, et fut modéré. Dès ce moment la guérison était décidée, il ne restait plus qu'à continuer méthodiquement l'usage du quinquina tout le temps paroxistique, ou de procurer un congé au convalescent : je pris ce dernier parti. Le teint est resté cyanosé.

Voulez-vous vous faire de l'intermittente pernicieuse une idée satisfaisante en ce qu'elle rendra raison de sa curation prompte et radicale dans les régions du midi ? remontez aux élémens constitutifs de la fièvre et à la pathogénie des symptômes. A une époque de l'année chaude et humide, peut naître dans l'économie un ferment morbide qui devient la base de l'intermittente pernicieuse ; l'inflammation viscérale, l'ataxie, l'adynamie, le choléra-morbus, le typhus, l'apoplexie, la manie, l'hydrophobie même, etc. etc. composent le cortége de cette fièvre, non que tant de maladies existent à la fois, mais quelques-unes sont représentées dans ses accès par plus ou moins de leurs symptômes. Tous ces symptômes disparâtes surgis après coup, forment un faisceau qui couvre, masque la base primitive de l'intermittente pernicieuse. Il est possible que l'organisme succombe en peu de temps à une charge si forte et alors les organes sont muets à l'autopsie ; mais si les accès ont frappé plusieurs fois à coups redoublés, les viscères en conserveront l'impression, et vous serez tenté d'y placer le siége et la cause de la mort, quoique souvent vous ne trouviez pas sur le cadavre ce que vous y cherchiez et que d'autre fois vous y trouviez ce que vous n'y cherchiez pas.

Adoptez l'idée que je vous présente et vous ne perdrez pas le temps à élaguer des branches, à tempérer des symptômes, vous irez droit à la base et renverserez le tout sous les coups de la poudre péruvienne.

Vous accordez trop à vos sens, vous ne raisonnez pas assez, vous êtes trop au présent, vous ne pensez pas assez à l'avenir. Le sang tourmente, vous saignez et pour le moment vous soulagez; les nerfs sont irrités, vous donnez de l'opium, des anti-spasmodiques, et vous obtenez un peu de détente; mais vous ne savez pas à quel prix vous achetez ce soulagement précaire, momentané. Vous ne savez pas que vous avez servi l'accessoire aux dépens du principal, que vous avez nui au fonds qui vous restait caché, pour ne vous occuper que de la forme qui se montrait. Vous voulez, dites-vous, faire la médecine rationnelle, l'empyrisme vous répugne. Eh! mon cher confrère, guérissez, guérissez toujours l'intermittente pernicieuse à la faveur de l'empyrisme que l'expérience a sanctionné. Vous conserverez toute votre joie intérieure, puisque vous aurez également sauvé la vie et vous avez encore la gloire d'avoir suivi la méthode qui assure le succès du remède. A présent, ne regrettez pas d'ignorer le *modus faciendi* du kina. Ce que nous ne pouvons comprendre, nous est inutile à savoir, et Alexandre guéri ne demanda pas d'explication à son médecin Philippe.

VINGT-UNIÈME OBSERVATION.

INTERMITTENTE DÉLIRANTE.

Blandin, 26 ans, infirmier, né à Grenoble, tempérament sanguin, actif, intelligent, sobre, entêté, éprouva le 25 octobre un accès de fièvre de vingt-quatre heures, dont les trois stades furent bien marqués : le symptôme dominant était la céphalalgie.

Le 26, apyrexie ; le fébricitant se croit guéri et reprend son service.

Le 27, second accès plus douloureux que le premier ; Blandin veut être saigné ; il pleure, il crie, et obtient qu'un chirurgien sous-aide lui tire vingt onces de sang du bras malgré ma défense : la saignée procure du soulagement.

Le 28, l'apyrexie survient plus tard, et le lendemain dans la nuit, Blandin a la fièvre avec transport au cerveau.

Le 30, vingt-quatre grammes de quinquina dans de l'eau rougie.

Le 31, l'infirmier, n'ayant pas de fièvre ce jour apyrectique, fait un excès vénérien.

Le 1er novembre, l'accès revient, non plus avec céphalalgie, mais avec une douleur à la région cardiaque. Le malade obtient encore, à force de s'impatienter, qu'on lui applique vingt sangsues à la région douloureuse; soulagement pendant l'écoulement du sang. Néanmoins la douleur reparaît le jour accoutumé de l'accès, et Blandin ne veut plus ni saignée, ni quinquina. La fièvre continue à être tierce, et l'infirmier, sentant qu'il ne peut guérir sans médication, consent à prendre douze grammes de quinquina le jour de l'apyrexie. La tierce se change en erratique; tantôt elle manque trois jours de suite, tantôt elle vient deux jours consécutifs; il n'est plus possible de traiter Blandin méthodiquement. Quelquefois il se fait appliquer des sangsues pendant l'accès sur la région cardiaque, d'autres fois il prend du quinquina ou du sulfate de quinine le jour de l'apyrexie; du reste il continue son service à la fin de la sueur. Cet état durait encore lorsque j'ai quitté la Corse, et j'ai regretté qu'il n'eût pas obtenu le congé de convalescence que mon collégue et moi avions proposé pour lui. Il n'est pas douteux que si l'on n'eût pas fait la médecine symptomatique avec les émissions sanguines, le quinquina donné méthodiquement aurait réussi; et j'ajoute que si l'on revient trop souvent à la saignée ou au sulfate de quinine, le fébricitant finira par succomber en Corse sous le poids de la maladie et des remèdes.

Ce qu'il y a à faire pour Blandin qui ne peut aller en convalescence dans ses foyers; c'est de recommencer le traitement anti-périodique. Cet infirmier serait envoyé à Guagno pour quelque temps. Passé un mois, il reprendrait le kina à des doses très fortes.

Que cet acte d'insubordination ne vous indigne pas. Le chirurgien sous-aide croyait agir dans l'intérêt de l'humanité. Lorsque je pris le service de l'hôpital militaire d'Ajaccio, on n'y exerçait que la médecine prétendue physiologique. Peu de temps avant mon arrivée, un sergent venait d'y mourir d'une intermittente pernicieuse, et la fièvre avait paru être au dessus du pouvoir de la médecine, aucune émission sanguine n'ayant été épargnée; la saignée précédait toujours l'administration du kina.

« Après une saignée de quinze onces, il vaut « mieux insister sur l'emploi des saignées locales. « Il n'est pas rare de voir, pendant cette saison, « les fièvres intermittentes s'exaspérer quelques

« heures après l'ouverture de la veine, et des accès « pernicieux survenir tout-à-coup, dans des cas « qui, jusque là, n'avaient rien offert de grave. « Ce sont sans doute des faits de cette nature, « qui, mal interprêtés, ont fait bannir, à diverses « époques, la saignée du traitement des fièvres « intermittentes ; et aujourd'hui encore, en Italie, « cette réprobation est presque universelle. Pour « ma part, je n'ai vu, dans la singularité de la « marche de ces accidens, que la double indica- « tion, d'abord de soustraire à la fois une moindre « quantité de sang, puis d'administrer le sulfate « de quinine immédiatement et à haute dose ». (*Traité des Fièvres ou irritations cérébro-spinales intermittentes, par F. C. Maillot*). Et M. Maillot se fonde sur l'observation de plusieurs milliers de malades ([e]).

Bannir entièrement les émissions sanguines, parce qu'elles n'agissent que sur les symptômes qui sont de vains fantômes, et donner le kina quand le paroxisme cesse de croître, parce qu'alors l'organisme commence à prendre le dessus et qu'il opère avec le plus d'énergie dans les premières heures de son ascendant, telle était la médecine prétendue surannée que je venais rétablir, et quoiqu'en dise mon prédécesseur, cette pratique n'est point particulière aux médecins d'Italie.

Le docteur Roux, médecin en chef de l'armée française en Morée, publie le manifeste de sa propre doctrine dans la note que lui adresse le docteur Vallette, chirurgien-major du 4me régiment :

« Les hommes atteints de fièvres intermittentes « et rémittentes ont été sur-le-champ, dit ce sage « observateur, envoyés à l'hôpital, à l'exception « de quelques officiers qui s'étaient munis de sul- « fate de quinine. La facilité avec laquelle ces fiè- « vres ont cédé, m'a fait vivement regretter de « n'en pas avoir pour les soldats, persuadé, d'a- « près ce que j'ai vu en Espagne et en Corse, et « d'après ce que j'ai été à même de constater de « nouveau pendant le temps que j'ai fait le service « à l'hôpital de Patras, que dans le traitement des « fièvres intermittentes et rémittentes endémiques, « il est de la plus haute importance d'administrer « le plus promptement possible, et à une dose un « peu forte, les préparations de quinquina. Les « rechutes, en effet, m'ont paru d'autant plus ra- « res, la convalescence d'autant moins longue, et « les complications d'autant moins dangereuses, « qu'on avait eu plus promptement recours au sul- « fate de quinine. Quant aux sangsues, je regrette « peu de n'en avoir point eu à ma disposition, les « occasions d'y avoir recours m'ayant paru extrê- « mement rares. J'affirme avoir vu les symptômes

« d'irritation qui compliquaient parfois les accès de « fièvre, se dissiper avec ces derniers sous l'in- « fluence des préparations de quinquina ». (*Histoire médicale de l'armée française en Morée, pendant la Campagne de* 1828; *par Gasp. Roux*).

Le docteur Worms, médecin en Afrique: « En « aucune circonstance je ne crois utile, et tou- « jours je considère comme nuisible le recours aux « évacuations sanguines générales et locales, que « sembleraient devoir indiquer les phénomènes « apparents de congestion, et dont l'emploi est « dans ces circonstances une des habitudes mal- « heureusement les plus constantes de la pratique « médicale d'Afrique ». (*Des moyens propres à prévenir les maladies et à diminuer la mortalité dans l'armée en Afrique*).

Le docteur Sédillot : « C'est d'après ces consi- « dérations que je m'explique les fâcheux résultats « des évacuations sanguines sur des hommes affai- « blis par un empoisonnement miasmatique et « soumis en même temps à des conditions géné- « rales d'énervation. Les malades qui avaient été « saignés avant mon arrivée avaient des convales- « cences très-longues, et plusieurs faits nous prou- « vèrent que ce mode de traitement pouvait deve- « nir promptement mortel ». (*Campagne de Constantine de* 1837).

Le docteur Michel ne traite pas l'intermittente printanière à l'hôpital militaire du Gros-Caillou, comme il la traitait à l'hôpital français à Rome: « On déterminerait promptement une pernicieuse « grave (à Rome), si l'on croyait devoir en faire « une règle de traitement (application de sangsues « à l'épigastre) dans les fièvres, qui débutent par « un type régulier, et consécutivement, devien- « nent sub-intrantes et continues sous l'influence « du génie intermittent endémique ».

Le docteur Raymond Faure, en Morée, suit la même doctrine: « Nous affirmons, sans trop « vouloir l'expliquer, écrit-il au conseil de santé « des armées, que le sulfate de quinine et l'infu- « sion de quinquina sont les remèdes dont nous « retirons chaque jour le plus d'avantage contre les « fièvres intermittentes simples ou pernicieuses, « et même contre les rémittentes, qui offrent par- « fois un véritable caractère adynamique: nous « pensons que les symptômes d'affection locale doi- « vent être négligés jusqu'à un certain point dans « la thérapeutique de ces maladies, pour ne s'oc- « cuper que du traitement général; et que, pour « peu qu'une maladie qui a été continue offre d'in- « termittence, il faut recourir à ces remèdes sans « perdre de temps. Je n'ai été arrêté en cela, ni « par la sécheresse, ni par la couleur brune de la

« langue, et récemment encore j'ai eu lieu de me « féliciter d'en avoir agi ainsi. Il est important « d'être convaincu que le système nerveux joue un « grand rôle dans ces maladies, surtout dans le « pays où nous sommes ».

Pourquoi faut-il que sous l'influence de l'amitié, le docteur Raymond Faure détruise d'une main ce qu'il vient d'édifier de l'autre.

VINGT-DEUXIÈME OBSERVATION.

INTERMITTENTE PERNICIEUSE PNEUMONIQUE.

« Pegnet, soldat au 10me régiment de ligne, présente, du 3 au 5 juin 1832, une complication violente de symptômes cérébraux et gastriques, combattus avec succès par une saignée de douze onces et trente sangsues appliquées aux tempes et à l'épigastre.

« Le 5 juin, dans l'après-midi, oppression de poitrine, douleur et matité légère à la partie supérieure du thorax, toux, expectoration sanguinolente, fièvre forte, sueur partielle.

« Le 6, pouls moins fréquent, sonoréité du thorax presque naturelle; épigastralgie très vive; douleur nulle à la poitrine; vingt sangsues à l'épigastre: le soir, point d'exacerbation notable.

« Le 7, à trois heures, agitation très vive, délire, crachats sanglants, matité augmentée, diminution du bruit respiratoire à droite, respiration puérile à gauche, peau brûlante, pouls fréquent, fort et dur : saignée de huit onces.

« Le 8, abattement profond, pouls moins fort, rémission des symptômes thoraciques : bouillon, eau gommeuse, émulsion nitrée.

« Le 9, à la même heure que l'avant-veille, matité et absence complète du bruit respiratoire ; coma profond, mâchoires serrées l'une contre l'autre, visage et cou baignés de sueur, pouls lent : sinapisme sur la poitrine ; réveil presque subit, avec une vive exaltation cérébrale qui ne se calme qu'au milieu de la nuit.

« Le 10, sueur générale et copieuse ; délire nul, matité faible, bruit respiratoire sensible ; calme : quatre grains de sulfate de quinine sont prescrits. La même dose, répétée les jours suivans, a fait disparaître comme par enchantement tous les phénomènes morbides, matité, absence du bruit respiratoire, expectoration sanglante, céphalalgie, délire, élévation du pouls, chaleur fébrile, etc. La toux seule s'est montrée plus rebelle. La convalescence a été rapide : l'appétit et les forces ont reparu presque subitement. Pegnet, complètement guéri, est sorti de l'hôpital militaire de Strasbourg, le 27 juin, après y être resté vingt-quatre jours ».

Cette fièvre, du type tierce, a commencé par des symptômes cérébraux et gastriques qui ont exigé la saignée et une application de sangsues. Plus tard, elle a offert des symptômes d'inflammation du poumon droit, qui revenaient comme les accès et se dissipaient dans leur intervalle, comme l'a prouvé le stéthoscope. Les crachats sanglants, le son mat de ce côté de la poitrine, l'absence du bruit respiratoire tandis que la respiration était exagérée du côté gauche, ne peuvent laisser aucun doute à cet égard, si l'on songe à l'absence de ces caractères dans les temps de calme. Le cinquième jour de la maladie, la saignée est renouvelée, mais c'est contre les symptômes d'inflammation de poitrine. Le lendemain, le calme se prononce de nouveau. Le septième jour (9 juin), retour des symptômes thoraciques avec coma profond, mâchoires serrées, sueur sur le visage et le cou, pouls lent, etc. Le lendemain la sueur devient générale, copieuse, et tout s'améliore : ce n'est qu'alors qu'on commence l'administration du sulfate de quinine, qui, quoique donné à faible dose, paraît contribuer à dissiper les accidens. (*Des Fièvres intermittentes continues ; par Raymond Faure*).

Heureusement la scène morbide se passait à

Strasbourg. Elle n'eut pas été si longue en Corse et en Algérie (f).

Cette observation du docteur Tourdes fils, nous est proposée pour modèle par son ami M. Raymond Faure.

Cependant la périodique larvée bien méditée, devrait ouvrir les yeux aux disciples de Broussais et les ramener dans l'ancienne voie.

VINGT-TROISIÈME OBSERVATION.

PÉRIODIQUE LARVÉE.

Une paysanne, âgée de 20 ans, nouvellement mariée, présumée enceinte, avait essuyé trois accès d'intermittente tierce dont l'épistaxis était le symptôme unique. Un médecin italien, le docteur Bianchi et moi prescrivons l'anti-périodique; pendant l'apyrexie, survint une dame du voisinage qui, frappée du bien-être de notre fiévreuse, prétendit et fit croire que le quinquina était un remède inutile, ridicule. Au quatrième accès, l'hémorragie reparut et emporta la malade. Je reprochais à cette dame d'avoir laissé mourir la jeune femme. Quel rapport peut-il y avoir, répondit cette sotte, entre du quinquina dans l'estomac et un saignement de nez?

Si au lieu d'une simple femme, j'avais eu pour interlocuteur mon fils, professeur agrégé, je lui eusse dit : « Henri, le mal n'est point où il se « montre, nous n'en voyons que l'ombre qui se « jouerait de tous nos efforts pour la saisir. Parlons « sans figure. Nous aurions beau fermer herméti- « quement les narines, l'hémorrhagie ne s'arrête- « rait pas. Le sang se perdrait dans les infractuo- « sités de la face, refluerait de proche en proche « jusqu'au cerveau et forcerait peut-être les points « lacrymaux. Nous ne ferions que changer le genre « de mort. Mais s'il nous est impossible d'arrêter « le bouillonnement périodique du sang une fois « qu'il a commencé, nous pouvons en prévenir le « retour dangereux. Détruisons les principes cons- « titutifs de l'épistaxis en donnant l'anti-périodi- « que, sous peine de voir mourir bientôt entre nos « mains cette intéressante femme en voie d'être « mère. Le corps de la maladie n'existant plus, « l'ombre cessera de se former ». *Quousque tandem morborum vestis magis quam natura considerabitur !* (Joan. Pet. Franck).

VINT-QUATRIÈME OBSERVATION.

INTERMITTENTE SUB-CONTINUE.

Le 20 octobre 1839, tempérament lymphatique, bonne constitution, 66 ans, vie tranquille. Je me couche à six heures du soir, l'estomac vide, accablé de fatigue et d'ennui, sans cause appréciable. Après deux heures d'un sommeil paisible, je me réveille et me sens plus faible qu'auparavant. Borborygmes très bruyants et continuels sans douleur, angoisses, nausées, point de mal de tête ni de frisson, pouls faible, non accéléré, bouche sèche, le front un peu plus chaud que les pieds; bientôt vomissemens et selles abondantes; toute la nuit se passe en évacuations par haut et par bas. Les vomissemens moins fréquents que les selles, et quelquefois simultanés. A six heures du matin, tout était rentré dans l'ordre, sans sueur; il ne me restait qu'une débilité générale. Je me lève, me rends à l'hôpital, et, ne me sentant pas la force de faire ma visite, je la remets à l'obligeance de mon collègue le chirurgien-major. J'avais la conscience d'une maladie grave et de courte durée; mais je ne reconnus pas d'abord la nature de la fièvre dont l'accès ne présentait aucun des trois stades de l'intermittente. (Eau sucrée, bouillon coupé, vin de Bordeaux trempé, diète).

Le 21, répétition de l'accès à six heures du soir; je ne bus dans la nuit que de l'eau sucrée, ne voulant pas favoriser le vomissement. Je commençai à compter mes inspirations, mes pulsations. Bientôt je n'eus plus la force de satisfaire cette stérile curiosité; je tombai dans une plus grande angoisse que la veille. Il me fallait flairer du vinaigre, m'en frotter le front et les tempes, respirer l'air extérieur, tenir les bras hors du lit. Le second accès, qui avait avancé de deux heures, finit à six heures du matin, comme le premier, et de la même manière. Alors je soupçonnai une fièvre intermittente, et j'en subordonnai le traitement à ce qui m'arriverait la troisième fois dans l'après-midi. « Prenez « des adoucissants, me disait un ami, tels que des « lavemens amylacés et opiacés, employez des « fomentations et des embrocations huileuses sur « le ventre, buvez de l'eau de riz gommée. Que « voulez-vous que fasse votre eau sucrée à votre « diarrhée et à vos vomissemens? » — Non, ce serait m'arrêter à la superficie, je veux aller au tuf.

Le troisième jour, 22 octobre, troisième accès à quatre heures de l'après-midi : encore deux heures d'anticipation. Tant mieux, dis-je à mon collègue, c'est une fièvre périodique, je la tiens dans mes pinces; le quinquina la guérira. Il ne s'agit que d'apporter la plus grande attention au choix et à la formule de l'anti-périodique, afin d'arrêter la fièvre tout court; car je sens, à la faiblesse de ma voix et de ma respiration, que je succomberais à un quatrième accès. Je ne prendrai point le quinquina par la bouche ni en lavement, me disais-je, gisant sur une alèze, tant les selles étaient fréquentes et les vomissemens fatigants; l'estomac et les intestins pourraient le rejeter et je perdrais un temps précieux; recourons plutôt à la méthode endermique. Et sous quelle forme? ce sera en bains. J'ai guéri par les bains de quinquina MM. Hersant, de Joué, Parvy, d'Artane, et Pétigas, de Poncher (Indre-et-Loire), tandis que je n'ai pas vu une seule intermittente céder aux frictions de sulfate de quinine. Mais aurai-je la force de rester dans un bain? Je l'espère, parce qu'il suffit d'y rester une demi-heure, et mes trois clients en sont sortis sans être affaiblis. A la vérité, ils étaient d'un âge plus favorable que le mien à l'absorption, et leur quinquina était réduit en poudre impalpable: le mien est grossièrement pulvérisé. Pour couvrir mes deux désavantages, mettons quinze hectogrammes de quinquina dans la baignoire au lieu de dix. Après tout, dans la conjoncture critique où je me voyais, je ne pouvais pas exiger un fébrifuge infaillible, je devais me contenter du remède dont le succès était le plus probable.

Le 23, à la fin du troisième accès, à sept heures du matin, dès que mes intestins sont muets et resserrés, mon estomac raffermi, je fais projeter dans cinq litres d'eau bouillante quinze hectogrammes de quinquina qui avaient été pulvérisés pour le caporal Granger. On remue pendant quelques minutes avec une spatule de bois, et on verse le tout dans une baignoire de bois garnie d'un drap et contenant déjà de l'eau tiède en quantité convenable. On me transporte dans le bain à sept heures et demie, à mon grand regret de n'y être pas une heure plus tôt. *Siquidem necesse est, bonam quantitatem intra breve tempus hausisse, et hausisse longe ante horam, quantum fieri potest, futuri paroxismi.* J'ai soin que l'eau ne soit pas assez chaude pour me faire monter la sueur au visage, et je remue avec les pieds et les mains la poudre anti-périodique tombée au fond de la baignoire. Au bout de vingt-cinq minutes, je suis près de défaillir malgré l'emploi du vinaigre et le soutien des aides; on me reporte au lit en silence et on me fait prendre une cuillerée de vin sucré; apyrexie tout le jour. La fièvre de quinquina s'allume la nuit; sommeil pénible et agité, rêves effrayants : je roulais au fond d'un abîme, j'échappais par miracle aux flammes d'un incendie, au poignard d'un assassin, etc., et je me réveillais en sursaut tout en sueur. Le réveil rétablissait bientôt l'ordre des fonctions; de sorte que le sommeil, si favorable aux convalescents, je l'appréhendais à cause de ces visions fantastiques, qui me fatiguaient plus que l'insomnie. Toutefois j'étais rassuré sur le danger de ma position, sachant que toute fièvre périodique pernicieuse, enlevée par une première dose suffisante d'écorce du Pérou, perd son caractère mauvais, et n'est plus sujette qu'à traîner en longueur. S'il n'y eût pas eu de quinquina en surabondance à la pharmacie, je n'aurais pris qu'un bain ou deux bains dans la même eau, les voies digestives supposées rétablies, au lieu de trois bains et un demi-bain de quinquina.

Je ne laissai passer aucune semaine sans prendre au moins quatre grammes de quinquina pendant deux mois que je résidai encore à Ajaccio. Au temps paroxistique survinrent deux incidens pathologiques.

Premier incident. — J'aurais dû éviter au dehors les influences humides du refroidissement atmosphérique, si favorable au développement et au retour de la fièvre périodique; je le savais. Inconséquent! je me promenai un soir à l'heure où la brise de mer rafraîchissait l'air brûlant du jour; il en résulta qu'à mon coucher, j'éprouvai un froid semblable à celui du premier stade d'un accès d'intermittente; j'eus besoin toute la nuit de me couvrir davantage; à mon réveil, sueur toute nouvelle au front et trois selles précipitées dans la matinée. Douze grammes de quinquina pris brusquement conjurèrent l'orage.

Deuxième incident. — Une après-midi je bus d'une traite un verre d'eau pure; à l'instant frisson qui me fit grelotter jusqu'à ce que la chaleur de l'estomac eût réchauffé la boisson. Enfin le sommeil devint paisible, l'appétit reparut; l'urine, rouge et sans dépôt, les premiers jours de l'apyrexie, s'éclaircit, le ventre trop resserré redevint libre, et la fièvre s'éteignit sans me laisser la moindre trace de sa férocité. *Medice, cura te ipsum :* voilà un cas qui confirme ce proverbe. En effet, notre maladie étant connue pour une fièvre intermittente, il ne s'agissait plus que d'employer le quinquina, et les visiteurs circonspects devaient se borner à témoigner de l'intérêt au fébricitant. *Si mens non læva fuisset*, je n'eusse pas essuyé le troisième accès qui pouvait m'être funeste. J'aurais dû être assez éclairé sur la nature de ma maladie après le second accès, en ce temps néfaste ([8]).

VINGT-CINQUIÈME OBSERVATION.

PÉRIODIQUE SUB-INTRANTE SPORADIQUE. (8)

Monsieur Bressy, lieutenant à la succursale, 67 ans, tempérament sanguin, hémorrhoïdaire, stature colossale, marchant difficilement à cause d'un suintement habituel aux jambes, était dans l'habitude de se faire saigner tous les ans. On lui avait ouvert la veine le 8 octobre 1840, pour un crachement de sang de l'arrière bouche, *pourri* selon l'expression de sa femme, (le mois d'octobre et le temps de l'inondation n'avaient pas été bien choisis pour une saignée de précaution), il ne s'en trouva pas mieux et dans la nuit du 2 au 3 novembre, cet officier fut réveillé par un frisson de courte durée.

Le 3 au matin, j'observai trois symptômes saillants :

1° Congestion de sang à la tête. Le malade demande l'urinal et ne s'en souvient plus. Idées et paroles écartées. Chaleur au front, rougeur de la face.

2° Douleur au côté droit. Coucher sur ce côté, dyspnée, toux légère sans expectoration.

3° Envie continuelle d'uriner. Urine limpide, surabondante. Agitation, mouvemens pour sortir du lit, soif, pouls plein et peu fréquent, peau chaude et sèche. (Tisanne d'orge et de réglisse; cataplasme épais, large et très-chaud sur le côté, compresses épaisses d'oxicrat sur la tête qu'on tient élevée).

Le soir la connaissance revient en partie; la peau commence à être souple et halitueuse et le pouls se rapproche du rhythme normal. M. Bressy se plaint du côté droit et a plus de tendance au coma qu'au sommeil.

J'espère que cette détente va être suivie d'apyrexie, et j'attends la sueur pour donner le kina, vû la circonstance de l'inondation de la ville et le mois de l'année. Mais un second frisson survenu la nuit empêche le développement du troisième stade, l'urine n'a pas cessé d'être limpide et surabondante. Une fièvre périodique sub-intrante se caractérise. N'importe, l'indication est la même. *Febris sub-intrans veræ intermittenti æquiparanda est.* La périodicité non l'intermittence fait la base des fièvres à kina. Voilà pourquoi, *Torti* voulant embrasser dans sa thérapeutique spéciale toutes les fièvres susceptibles d'être guéries par le kina, a intitulé son livre: *Therapeutice specialis ad Febres periodicas perniciosas.* Il n'y avait donc plus qu'à régler la formule et à saisir l'issue du réhaussement de l'accès pour administrer le fébrifuge.

Ne conviendrait-il pas de tempérer d'abord les symptômes de congestion du sang au cerveau et de sur-excitation au côté droit de la poitrine?

Eh! que sont les symptômes? l'ombre du corps; ils disparaîtront avec la fièvre.

Le kina est un tonique, un stimulant dont l'ingestion accélèrera et élèvera encore le cours du sang. Vous allez jeter de l'huile sur le feu, tandis qu'une émission sanguine serait un auxiliaire pour le fébrifuge.

Étrange auxiliaire! vous ne savez pas comment votre fébrifuge opère et vous parlez de lui envoyer du secours? Lorsque Talbot vendit le secret ou plutôt la recette du quinquina à Louis XIV, il ne parla pas d'émission sanguine.

Vous avez vu que la saignée n'avait pas nui à la guérison de Ricard, et sur ce motif vous avez ouvert la veine au caporal Granger.

Qu'est-ce que cela prouve? rien, sinon que, depuis, je me suis instruit par la réflexion à l'école de l'expérience.

Je savais que le kina est dans tous les pays et tous les temps de l'année le spécifique de la fièvre périodique pernicieuse, je sais d'après mon séjour en Corse, que le kina est aussi le spécifique de la fièvre périodique simple en temps néfaste et n'a pas de succédané, ni d'auxiliaire, et je n'hésiterais pas à brusquer par le kina l'intermittente la plus simple en tout temps de l'année sous la zone torride.

Enfin il est démontré aujourd'hui pour moi que toute émission sanguine, générale ou locale, ne procure qu'un soulagement momentané, illusoire, et qu'elle est l'adversaire direct de l'anti-périodique, de même que le vomitif donné à la place du kina, au début de l'intermittente simple, en temps néfaste, favorise la métamorphose de cette fièvre en pernicieuse. Ricard, Granger, Maurice et Martin sont les seuls parmi un grand nombre de fébricitans dont j'ai commencé le traitement par l'émétique, eux quatre aussi sont les seuls chez qui l'intermittente simple suspendue quelque temps, a eu une récidive pernicieuse. D'un autre côté, remarquez que l'intermittente simple, quand, laissée à elle-même, elle a dégénéré en pernicieuse, a suivi son cours sans interruption. Témoins l'archevêque de Milan, Roger, Gayrou et Origonus. Honneur au père de la médecine qui le premier ne s'est point endormi sur la fièvre intermittente simple en été et nous recommande de tout faire pour conjurer le quatrième accès !

Du moins, que la première dose soit plus faible que s'il n'y avait pas de douleur pleurétique et de congestion au cerveau.

C'est-à-dire, que le sulfate de quinine soit donné à une dose incapable d'agir. Car, vous savez que pour couper la fièvre, la première dose doit être la plus forte, très-forte. Allons donc avec toute la force du kina où le plus grand danger nous appelle, et au premier moment d'opportunité donnons dix décigrammes de sulfate de quinine dans soixante-grammes d'eau pluviale.

Le 4, à cinq heures du soir, fin du réhaussement, nous faisons prendre notre potion à M. Bressy, et nous nous retirons satisfait d'avoir mis en pratique la doctrine à laquelle nous tenons du fond de nos entrailles.

A peine s'était-il écoulé une heure depuis l'ingestion du sulfate de quinine, qu'on vint me quérir en toute hâte. Le fébricitant souffrait davantage du côté, crachait le sang, respirait plus péniblement, et par contre en face de ces accidens, l'urine n'était déjà plus limpide et sur-abondante, elle était rouge et teignait le vase. Preuve évidente de l'action prompte et puissante du fébrifuge administré au temps le plus opportun. Des serviettes brûlantes sur le côté droit et une boisson adoucissante à l'état tiède, furent les seuls palliatifs que j'opposai à cette plus vive douleur, à ce crachement de sang veineux expectoré sans effort par une toux gutturale.

Ce second accès parcourut le troisième stade et se termina par une sueur chaude et générale.

Le troisième accès manqua totalement. De tout le cortége de la sub-intrante il ne resta qu'une douleur supportable au côté et une faiblesse extrême. Les crachats sanguinolents durèrent sans interruption pendant huit jours, se montrant insensiblement plus lavés; la suite du traitement n'eut rien de particulier. Voulez-vous l'explication de cette thérapeutique vitale? n'arrêtez pas votre vue à des objets de détail, élevez plus haut vos regards et embrassez d'un coup-d'œil toute l'étendue de l'organisme. *Clazomène avait depuis le onzième jour de sa maladie des déjections copieuses et tenues comme de l'eau, mais il les supportait avec aisance, elles le soulageaient.* Guérison. (*Hipp.*)

Tous nos organes vivent en communauté et viennent en aide les uns aux autres. *Consensus unus, conspiratio una, consentientia omnia.* Cette assurance mutuelle s'est manifestée d'une manière admirable chez notre fébricitant. Le kina a augmenté l'irritation du système veineux, l'a poussée jusqu'au crachement de sang : on voit que le poumon a souffert pour les autres organes essentiels à la vie. Mais ceux-ci remis à l'état normal n'ont point oublié l'organe meurtri du coup qu'il a souffert pour eux; ils le prennent à la remorque et tout le convoi de l'organisme entre en même temps au port du salut.

Les deux accès ont été si violens, qu'il en coûte plus encore aujourd'hui (17 juillet), qu'auparavant à M. Bressy, de figurer à la parade qui se fait tous les dimanches à la succursale.

VINGT-SIXIÈME OBSERVATION.

TIERCE LÉGITIME DÉGÉNÉRÉE EN HYDROPISIE ASCITE.

X......, sergent, portier de l'hôpital militaire d'Ajaccio, 50 ans, sujet à s'enivrer, fut atteint de la fièvre tierce légitime vers la fin d'octobre. Désireux de ne pas payer des journées d'hôpital, il entreprit de se traiter lui-même, et acheta du sulfate de quinine. Par malheur, au lieu de brusquer la fièvre par une forte dose de sulfate de quinine, il prit le contrepied de la médication méthodique, et commença par de petites doses qu'il augmenta de jour en jour jusqu'à ce qu'il eût coupé ou plutôt changé la fièvre. Jamais sa convalescence ne fut franche, quoi qu'il cherchât à se fortifier par l'usage modéré de bon vin. Le 15 novembre, il vint me demander pourquoi il ne pouvait plus boutonner son pantalon. L'hydropisie ascite en était la cause évidente; et le valétudinaire était plus près de la mort que de la guérison, malgré ses protestations de mieux être qu'avant son traitement. Par mon conseil il entra à l'hôpital le même jour, et j'espérai quelque temps de le guérir à la faveur de sueurs abondantes qu'il eut pendant les premières nuits. Néanmoins il fallut en venir à la paracenthèse : enfin le vomissement et le dévoiement colliquatif amenèrent la mort le 20 décembre.

Cette terminaison chronique de la fièvre intermittente légitime est très-fréquente dans les contrées méridionales par l'abus du sulfate de quinine, surtout chez les ivrognes.

VINGT-SEPTIÈME OBSERVATION.

FIÈVRE INTERMITTENTE DEVENUE TYPHOÏDE. — FIÈVRE QUOTIDIENNE. APYREXIE ; RÉCIDIVE ; GASTRO-CÉPHALITE TYPHOÏDE. MORT.

« M. S...., âgé de 56 ans, d'un tempérament sanguin, d'une forte constitution, atteint depuis plusieurs années de douleurs rhumatismales, habitant Ajaccio depuis dix mois, éprouva, le 29 mars 1832, un malaise général, un accablement extraordinaire, et des frissons qu'il chercha à dissiper en prenant plusieurs tasses de thé. Cet état dura pendant trois jours. Le quatrième, un médecin fut appelé vers sept heures du soir. Il y avait une fièvre assez vive, un peu de céphalalgie, de la soif, de la chaleur et de la sécheresse à la peau; la langue était couverte d'un enduit jaunâtre. D'après le récit du malade, on diagnostiqua une fièvre quotidienne, et l'on remplaça l'infusion de thé par celle de tilleul. Il y eut une sueur abondante pendant la nuit.

« Le cinquième jour au matin, la langue est toujours saburrale, mais elle est moins effilée; il n'y a plus de soif, plus de chaleur; le pouls a cessé d'être fébrile. (*Diète, deux onces d'huile de ricin dans une infusion de thé*). Trois selles dans la matinée. A deux heures après midi accès bénin.

« Le sixième jour matin, apyrexie complète. (*Diète, douze grains de sulfate de quinine à prendre en quatre fois*). Retour de l'accès à la même heure que celui de la veille: langue rouge, sèche, effilée; visage coloré, céphalalgie intense. Le malade se refusant à une saignée du bras, on applique quarante sangsues sur le trajet des jugulaires.

« Le septième jour, apyrexie. Les piqûres des sangsues ont donné beaucoup de sang; une sueur abondante a, comme les jours précédents, annoncé la fin de l'accès. (*Diète, vingt-quatre grains de sulfate de quinine*). L'accès ne revient pas; une semouille est accordée, ainsi que les deux jours suivants. La convalescence paraît s'établir franchement.

« Du huitième au neuvième jour, la nuit a été très agitée, pouls dur et accéléré, peau chaude et sèche, soif. (*Diète, petit-lait pour boisson*). La nuit du neuvième au dixième jour a été calme; plus de fièvre. (*Diète, limonade*).

« Dans la matinée du onzième jour, l'état du malade est devenu beaucoup plus grave: prostration, décubitus sur le dos; expression du visage triste, regard fixe, céphalalgie violente; contractions convulsives des muscles de la face. (*Diète, limonade, pédiluve*). Le soir, tous ces symptômes ont empiré: muscles de la face plus fortement et plus fréquemment convulsés; sens de l'ouïe exalté au plus haut degré; idées confuses, embarrassées; langue rouge, sèche, effilée; tendance au coma; ballonnement du ventre. Un médecin consultant est appelé. (*Cinquante sangsues sur l'abdomen et vingt sur le trajet des jugulaires*). On obtient peu de sang.

« Les accès deviennent de plus en plus graves, et le treizième jour matin, je suis prié de me réunir aux deux autres médecins. Les symptômes observés étaient les suivants: coma vigil, carpologie, grimaces et mâchonnemens continuels; langue acérée, rouge sur les bords, chargée au centre de matières noires et desséchées, dents fuligineuses, pouls plein, fort et fréquent; le malade ne reconnaît personne. Ce sujet, d'une très forte constitution, n'avait presque pas perdu de sang depuis le commencement de sa maladie ; il pouvait donc supporter les larges saignées qui nous paraissaient indiquées. (*Diète*, *limonade*, *saignée du bras*, *de dix onces*, *trente sangsues à l'épigastre*, *vingt à l'anus*). Le sang se couvrit de la couenne inflammatoire; les accidens s'amendèrent considérablement; la langue s'humecta; le coma se dissipa en partie; les mouvemens convulsifs de la face furent moins forts et moins fréquents. A sept heures du soir, le coma devient plus profond. (*Saignée de la temporale de huit à dix onces; fomentations froides sur la tête; cataplasmes chauds aux pieds*). A minuit, même état. (*Saignée du bras de dix onces*).

« Le quatorzième jour, à cinq heures du matin, sueur abondante, rémission prononcée. Le malade reconnaît les personnes qui l'environnent; il répond juste aux questions qu'on lui adresse; la langue, toujours couverte d'une couche épaisse de mucosités, est large et humectée. (*Diète*, *limonade*, *trente grains de sulfate de quinine en lavement*, *et dix grains en potion*). Dans l'après-midi, paroxysme; coma léger. (*Vingt sangsues aux tempes*).

« Le quinzième jour, rémittence moins bien exprimée que celle de la veille à la même heure : idées moins nettes ; fièvre plus forte ; état de la langue à peu près le même. (*Diète, limonade, cinquante grains de sulfate de quinine en lavement ; ce lavement n'est conservé qu'un quart-d'heure*). Paroxysme à onze heures du matin ; délire violent. (*Saignée du bras de dix onces ; continuation des fomentations froides sur la tête, et des cataplasmes chauds aux pieds*). Le sang présente encore la couenne inflammatoire.

« Le seizième jour matin, les symptômes ont à peu près la même intensité que pendant le paroxysme de la veille. (*Diète, limonade, cinquante grains de sulfate de quinine en lavement ; fomentations froides sur la tête, sinapismes aux pieds*). Dans l'après-midi, même état. (*Quatre ventouses scarrifiées sur la tête ; vingt-cinq sangsues au front ; deux vésicatoires aux cuisses*).

« Les deux jours suivants, aucun changement. (*Diète, limonade ; cinquante grains de sulfate de quinine en lavement*).

« Dès le seizième jour, on ne peut plus saisir de rémission ; et nous eûmes à observer tous les symptômes d'une gastro-céphalite ataxo-adynamique. La langue se sécha de nouveau, et se couvrit une seconde fois de matières noirâtres ; les dents et les gencives redevinrent fuligineuses; la carpologie et le délire furent continus; le pouls petit, accéléré, filiforme. La mort arriva enfin le vingt-unième jour, après une agonie qui dura plus de cinquante heures, et pendant laquelle nous restâmes tout-à-fait inactifs ». (*Maillot*, *XLIX*e *Observation*) (h).

Qu'un sous-officier qui entreprend de se traiter lui-même d'une intermittente endémique, tombe victime de son imprudence, sa mort afflige tout le monde et n'étonne personne; mais ce qui est tout-à-fait déplorable, et présageait un noir avenir pour nos fébricitans dans les hôpitaux de l'Algérie, c'est de voir trois jeunes docteurs nouvellement débarqués en Corse, s'accorder à décréditer la pratique traditionnelle du pays, et assez téméraires pour importer dans l'île une médecine de nouvelle création. Qu'il soit permis à un vétéran d'exprimer en toute liberté sa pensée médicale, sous l'impression de la catastrophe que publie sans aucune espèce de doute sur la nécessité d'émissions sanguines son dévancier à Ajaccio. Un des travers de l'époque, est le mépris que les jeunes hommes affectent pour les anciens et les modernes.

Ils traitent les auteurs avec indifférence
Et veulent sans travail deviner la science.

Poëme inédit.

Plus d'une fois mon collégue Bretonneau et moi, nous avons gémi ensemble de ce que nos Confrères ne voulaient ou ne pouvaient pas lire *J. B. Senac* et *François Torti*, qui ont écrit en latin, et dont l'école de médecine de Paris donne les livres en prix. L'encyclopédie médicale étrangère, qui se publie présentement en français, ne contient et ne promet aucun article de ces deux auteurs. Eh! Messieurs, ne savez-vous pas que si nous voyons plus loin que nos pères, c'est, dit *Fontenelle*, parce que nous sommes montés sur leurs épaules? la nature toujours féconde ne se lasse point de produire de grands génies qui illustrent successivement leur siècle. Ces dignes représentans de l'humanité se comprennent d'âge en âge et forment la chaîne scientifique dont les anneaux s'étendent à l'indéfini. Conservons, sous la sanction de l'expérience et la consécration du temps, le bien qu'ils ont fait et profitons-en avec reconnaissance dans les conjonctures difficiles qui renaissent pour nous. On ne pouvait réduire la Rochelle tant que son port serait ouvert aux flottes anglaises, il fallait le fermer et dompter la mer; le cardinal de Richelieu fait construire une estacade et la mer renverse l'ouvrage. Il commande une digue dans la mer de 4700 pieds de long, les vents la détruisent; il ne se rebute point, et tenant à la main son *Quinte-Curce* et la description de la digue d'*Alexandre* devant Tyr, il recommence la digue et la met en état de résister aux vents et aux flots. Elle est encore debout.

FIN DE LA PREMIÈRE PARTIE.

NOTES.

([a]) Ce Corse, âgé de 30 ans environ, avait la jambe droite fracturée, depuis sept jours, vers la partie moyenne par la chute d'une grosse pierre. Toute la partie au dessous de la fracture jusqu'aux orteils était un foyer d'infection; le genou avait mieux résisté aux progrès de la gangrène; il était seulement gonflé et un peu rouge. Du reste, peu de fièvre. Cet homme avait l'œil vif et pénétrant, le sourcil haut, le visage sec et le teint bistre. Il réclamait l'amputation de la jambe ou de la cuisse, à notre choix, avec la conviction de guérir, et la pipe à la bouche. Nous n'avions point à nous retirer pour consulter. Qui de nous eut osé ravir l'espérance à ce fier insulaire! quel médecin ne fut pas venu en aide à une nature aussi vivante? J'avais déjà vu l'amputation guérir la gangrène par cause externe, avant la délimitation entre le mort et le vif.

Barthélemy Tortinière, tailleur de pierre, âgé de 37 ans, né à Tours, d'un tempérament mélancolique, fut frappé d'un éclat de pierre au-dessus de la malléole externe, à la jambe gauche, le 20 août 1802. La plaie suppura et se ferma en un mois et demi. La cicatrice était encore très-sensible, lorsqu'il s'y donna un coup de pic nouvellement trempé. Cette piqûre s'exaspéra par la marche et le travail, au point qu'elle dégénéra en un ulcère large et incurable. Entr'autres remèdes qui furent employés, on ouvrit à la jambe droite un cautère qui suppura pendant quinze mois, et fut remplacé par un autre à la jambe gauche, qu'on entretint pendant cinq ans.

Désespéré de ne pouvoir guérir, Tortinière se tira à la tête, le 28 août 1814, un coup de pistolet chargé d'une balle de plomb, partagée en quatre morceaux : le coronal ne fut qu'effleuré. Le 18 septembre suivant, une légère hémorragie étant survenue à son ancien ulcère, il se lava le pied à nu, par un temps très-chaud, au jet d'une fontaine publique. Dans la nuit, il fut réveillé plusieurs fois par des douleurs aigües qui partaient du pied ; et le matin, au moment de marcher, il s'apperçut que cette partie était enflée et livide. Il garda le lit jusqu'au 23, que le mal le força d'entrer à l'hospice.

La gangrène, survenue au-dessous de l'ulcère, avait déjà fait de tels progrès qu'il fallut de suite amputer la jambe. L'opération présenta une particularité. Le ligament inter-osseux était ossifié dans toute son étendue, et aussi dur que le tibia et le péroné.

La plaie d'arme à feu guérit en quatre mois, et celle de l'amputation marchait, quoique lentement, à la cicatrisation. La gangrène attaqua cette plaie, occasionna des hémorragies successives, la saillie des os, et menaça l'articulation du genou.

Le sujet était très-affaibli, les os se dénudaient de plus en plus, un ulcère commençait à se former à la région du sacrum, et le dévoiement rendait le danger plus imminent. Le 28 janvier, j'acquiesçai volontiers à la demande de l'amputé, et je retranchai son moignon, bien que la gangrène ne fût pas tout-à-fait arrêtée. Cette fois la plaie prit de bonne heure une tournure heureuse. Au bout de quinze jours, l'os était entièrement recouvert par la peau qui s'était avancée de la face antérieure sur son extrémité. Guéri. (*Démonstrations des principales opérations de chirurgie*, *par l'auteur de ce Mémoire*. VIIe Observ., page 147.)

Ce nouveau cas d'amputation commence à être apprécié par les opérateurs.

Amputation faite pendant les progrès d'une gangrène traumatique; succès; par M. Toogood, chirurgien de l'infirmerie de Bridgewater.

Charles Tuck, garçon de ferme, âgé de 24 ans, reçut, un vendredi 4 février, toute la charge d'un fusil de chasse, qui vint s'enfoncer dans l'avant-bras, à trois pouces environ au dessus du poignet. Un chirurgien du voisinage fit faire des applications froides. Le lundi suivant, le malade, admis à l'infirmerie de Bridgewater, présentait une plaie à bords déchirés; les ongles commençaient à noircir; le membre était peu gonflé, et il n'y avait que peu de trouble général. Un cataplasme fut appliqué sur toute la longueur du mal. Le jour suivant, vers le soir, comme il accusait de la chaleur et du gonflement, on y appliqua des sangsues. Le malade dormit bien jusqu'au lendemain, mercredi, à cinq heures; mais alors il fut réveillé par la douleur qui s'accrut d'une manière effrayante. A sept heures, le membre était déjà envahi par la gangrène jusqu'au coude, et pendant que le malade délibérait à prendre une détermination et le chirurgien à faire ses préparatifs, la mortification marchait si rapidement qu'elle ne laissa bientôt tout juste que la place d'amputer près de l'articulation scapulo-humérale. Aucune ligne de démarcation n'indiquait que la gangrène songeât à se limiter, et l'amputation fut faite si près de l'article, qu'on délibéra un moment s'il ne valait pas mieux faire l'extirpation pure et simple. Le malade perdit peu de sang pendant l'opération; aucun accident ne vint traverser la cicatrisation de cette plaie si grave dont il fut bientôt guéri. (*Journal des connaissances Médico-Chirurgicales*).

([b]) Lazare Rivière qui critique ce grand maître, a écrit dans un esprit opposé; il rapporte quatre-vingts observations de fièvres intermittentes dont il nous donne l'historique et qu'il a toutes menées à bien, sans quinquina, et malgré quelques rechûtes. Tant de bonheur fait douter de la véracité du rapporteur, et un si long étalage de faits avantageusement choisis ne profite qu'au charlatanisme.

Nous avouons nos fautes et nous ne dissimulons guère celles des autres, persuadé que le complément de l'instruction pratique en médecine comme en autre chose, nous vient de ces deux sources. M. Bressy devra bientôt de n'avoir eu que deux accès à la faute que nous avons faite d'attendre inutilement un troisième accès qui pouvait nous être fatal.

(c) Médecins qui avez l'honneur de servir les pauvres et les soldats dans les hôpitaux, appelez chacun de vos malades par leur nom, jamais par leur numéro. Le malheureux qui souffre est déjà consolé par cette marque que vous lui donnez d'un intérêt particulier. Il n'y a pas jusqu'au chien qui, couché de lassitude, dresse les oreilles et regarde avec joie le maître qui prononce son nom, et sa queue frétille. N'omettez pas non plus le titre honorifique de *sieur* sur le certificat que vous délivrez au prolétaire. Le *nommé*, avant la désignation de l'individu, est un terme de mépris qui ne convient qu'à l'homme condamné à une peine infamante.

(d) Fénélon, le plus aimable de nos moralistes, donne aux jeunes gens une belle idée de la vieillesse : « Je me « sentis saisi de respect et de honte, dit Télémaque, quand « j'approchai de ces vieillards que l'âge rendait vénérables « sans leur ôter la vigueur de l'esprit. Ils étaient assis avec « ordre, et immobiles dans leurs places; leurs cheveux « étaient blancs, plusieurs n'en avaient presque plus. On « voyait reluire sur leurs visages graves une sagesse douce « et tranquille : ils ne se pressaient point de parler; ils ne « disaient que ce qu'ils avaient résolu de dire. Quand ils « étaient d'avis différens, ils étaient si modérés à soutenir « ce qu'ils pensaient de part et d'autre qu'on aurait cru

« qu'ils étaient tous d'une même opinion. La longue expé-« rience des choses passées, et l'habitude du travail, leur « donnaient de grandes vues sur toutes choses : mais ce qui « perfectionnait le plus leur raison, c'était le calme de leur « esprit délivré des folles passions et des caprices de la jeu-« nesse. La sagesse toute seule agissait en eux, et le fruit de « leur longue vertu était d'avoir si bien dompté leurs hu-« meurs, qu'ils goûtaient sans peine le doux et noble plaisir « d'écouter la raison. En les admirant, je souhaitai que ma « vie pût s'accourcir pour arriver tout-à-coup à une si esti-« mable vieillesse. Je trouvais la jeunesse malheureuse d'ê-« tre si impétueuse et si éloignée de cette vertu si éclairée « et si tranquille ».

(e) Le Père Jean Faucon, religieux Franciscain, est atteint à Rome durant son émigration, d'une fièvre intermittente pernicieuse. Le médecin qui lui donnait des soins juge la saignée nécessaire. Le malade s'y refuse, assurant qu'un médecin d'Avignon, très-habile (M. Bognotti), lui a déclaré que pour lui une saignée serait mortelle. « Père Jean, lui avait-il dit, vous allez à Rome ; si jamais vous étiez atteint de la fièvre intermittente pernicieuse, ne consentez jamais à vous laisser saigner. Méfiez-vous de ces mots : *Bisogna cavar sangue.* Une saignée vous serait funeste ». Le médecin italien insiste pour la saignée et prévient le Supérieur de la maison du refus du Père Jean. Le Supérieur arrive, qui ordonne au malade en vertu de l'obéissance, de se laisser saigner. A cet ordre, le Père Jean tire respectueusement son bonnet, et présentant le bras : « Voilà mon bras, saignez-moi, dit-il ; car je ne dois rien refuser à la sainte obéissance ; mais je suis mort ». Effectivement, le malade mourut bientôt après la saignée. (*Article communiqué*).

(f) Et c'était en juin, un des mois néfastes en Algérie.

(g) L'inondation de 1840, 30 octobre et 4 novembre, a été la plus désastreuse. Les neuf dixièmes d'Avignon ont été submergés et le quartier qui a été épargné est le moins populeux. L'eau s'est élevée à 25 pieds au-dessus du plus grand abaissement des eaux du Rhône, 2 pieds et demi au-dessus de l'inondation de 1755. Ne devait-on pas craindre pour la Succursale des Invalides, située à la partie basse de la ville? Mais un ancien adage rassurait :

Avenio ventosa,
Sine vento venenosa,
Cum vento fastidiosa.

En effet, c'est le vent du nord, l'aquilon, qui vaut à la ville l'immunité de la fièvre périodique pernicieuse. Après la stagnation et l'écoulement des eaux, les vents qui viennent des montagnes couvertes de neige du Dauphiné et du Vivarais ont soufflé de différentes gorges, se sont rassemblées dans la grande vallée du Rhône, et ont balayé les vapeurs qui s'élevaient des boues sur son passage jusqu'à la mer.

La coïncidence des deux élémens constitutifs de cette fièvre, la chaleur et l'humidité, manquait.

(b) Nous ne connaissons point le docteur Maillot personnellement et nous lui croyons les meilleures intentions; mais quand nous le voyons professeur à l'hôpital militaire d'instruction de Metz, à son retour d'Algérie, où sa méthode a dû coûter la vie à tant de nos soldats, nous ne pouvons nous contenir et nous crions : « au feu ! »

FIN DES NOTES DE LA PREMIÈRE PARTIE.

Seconde Partie.

A

HENRI GOURAUD,

PROFESSEUR AGRÉGÉ

DE L'ÉCOLE DE MÉDECINE

DE PARIS!

Καί ποτέ τις εἴπησι

πατρὸς δ 'ὄγε πολλὸν ἀμείνων,.....

.... χαρείη δη φρένα μήτηρ

GOURAUD, père.

DE LA FIÈVRE

INTERMITTENTE PERNICIEUSE

EN ALGÉRIE.

> Accedo percitus non prurigine scribendi, nihilominus lædendi famam eorum contra quos opiniones forsitan militavero, sed sola cupidine utilitatis publicæ.
>
> *Laurentius Bergeri.*

Prolégomènes.

—

LE VAISSEAU SANGUIN ET LA FIBRE NERVEUSE SONT LES DEUX PREMIERS MOBILES DE LA VIE ET AGISSENT L'UN SUR L'AUTRE.

La vie est l'union de l'âme avec le corps, et la mort en est la séparation.

Galatée est l'emblême parfait de l'humanité. Pygmalion ne se dissimule point que sa statue est imparfaite, bien qu'elle soit l'objet de l'admiration universelle; il sent qu'il n'a fait que donner une nouvelle forme à la matière et supplie la fille du ciel et de la terre, Vénus, d'obtenir du créateur une émanation céleste qui anime et protége l'ouvrage de ses mains mortelles. L'artiste est exaucé : Galatée est dotée des facultés intellectuelles et sensoriales, ses yeux s'ouvrent à la lumière, ses oreilles perçoivent les sons, ses mains palpent les corps, ses pieds foulent alternativement le sol, et sa voix chante, avec l'accent de l'âme, l'hymne de l'amour et de la reconnaissance.

De penser et vouloir, quoiqu'on en puisse dire,
La matière jamais n'usurpera l'empire ;
Ce droit est dévolu par le grand Jupiter
A l'âme qui nâquit aux plaines de l'Éther. *Poëme inédit.* (¹)

La fibre nerveuse et le vaisseau sanguin sont les premiers qui reçoivent la vie et les derniers qui la perdent. L'anatomie les trouve partout en contiguïté dans le tissu cellulaire qui leur sert de lien, de gangue et de support; la physiologie les montre allant toujours de conserve, et la pathologie, agissant l'un par l'autre. Citons-en quelques exemples entre mille.

Action du système nerveux sur le système sanguin. — Une jeune personne, Mlle Dasilva, se rendant chez elle, seule, à la chute du jour, est insultée par un soldat qui la prend à bras-le-corps. Elle était dans un moment critique; aussitôt suppression sans retour; morte des suites de cette frayeur.

A l'armée d'Italie, 1798, la femme d'un employé éprouve une ménorrhagie. On lui annonce en notre présence que son fils est perdu, elle fait un bond sur son siége, et l'hémorrhagie s'arrête.

Action du système sanguin sur le système nerveux. — Une créole, hystérique, âgée de 18 ans, est saisie au gosier d'un spasme qui depuis deux jours l'empêche d'avaler. Je la saigne au bras, et, dès l'ouverture de la veine la déglutition s'exécute avec la plus grande facilité.

Une femme pléthorique est-elle enceinte à mi-terme? tirez-lui quelques onces de sang, et les premiers mouvements de l'enfant se feront bientôt sentir.

Dire que respirer c'est vivre, et partant que la perte de la respiration entraîne toujours la mort, n'est-ce pas exagérer un peu la nécessité de la respiration? Le jeu des poumons ne sert qu'à entretenir la vie déjà établie. Les anciens poètes avaient une juste idée de ces organes, lorsqu'ils les comparaient aux soufflets de Vulcain que la main du dieu de Lemnos soulève une fois, et qui s'animent ensuite d'eux-mêmes jusqu'à l'accomplissement du chef-d'œuvre. Notre légère restriction de l'usage de la respiration aura le double avantage d'étendre l'espérance du médecin au delà de l'axiome *dum spirat, spero*, — et d'indiquer le moyen le plus simple et le plus rationnel de remédier à l'asphyxie.

De l'asphyxie. — Et d'abord, entendons-nous : l'asphyxie est la privation accidentelle de tous les signes de vie. Cette mort subite peut n'être qu'apparente, parce que tous nos organes peuvent ne pas mourir ensemble. Le dire populaire, *les yeux sont le miroir de l'âme*, et les expériences sur les animaux autorisent à croire que les yeux sont susceptibles de survivre aux autres organes, qu'un reste de vie peut demeurer latent dans un filet nerveux et une artériole de l'œil. « Quand on enlève le cerveau, proprement dit, à un animal, cet animal perd toute intelligence, mais par rapport à l'œil rien n'est changé. Les objets continuent à se peindre sur la rétine, l'iris reste contractile, le nerf optique excitable ». (*Flourens, secrétaire perpétuel de l'Académie des sciences*).

Sachez donc quels sont le nerf et l'artériole derniers mourants de l'asphyxié ; soufflez sur cette étincelle et vous aurez peut-être le bonheur de rallumer le flambeau de la vie, ce qui nous fait dire, *per transennam*, que le seul signe certain de la mort subite est la lividité du bas-ventre.

Le 20 août 1840, à huit heures du matin, j'entrais à l'établissement Saint-Nicolas, de la rue de Vaugirard, lorsque j'entends un cri d'alarme. Je me retourne et vois un ouvrier que ses camarades retiraient d'un égout. Je fends la foule des curieux et fais transporter l'asphyxié dans une cour voisine dont on ferme les portes. L'homme est assis à terre en plein air, adossé à un mur, on lui tient la tête élevée; plus de pouls, de sensibilité ni de respiration, entière résolution des forces, chaleur partout le corps, plus grande à la tête, face pâle, yeux fermés, bouche entr'ouverte. Le commissaire de police arrive accompagné d'un médecin; toutes les ligatures étaient déjà desserrées, j'ouvre une veine au pli du bras droit, le sang jaillit à quelque distance et le jet se soutient; néanmoins aucun signe de vie n'apparaît encore; alors je fais écarter les paupières d'un œil et je projette de l'eau-de-vie sur le globe: à l'instant cet œil clignote. Joie des assistants, *anima enim ipsius in ipso est.* (Act. Apost.) Je redouble et fais sans ménagement d'autres affusions d'eau-de-vie dans l'ouverture des deux yeux; la face se grippe; le pouls commence à se faire sentir, et en dernière ligne la respiration reprend. Je verse une cuillerée d'eau froide dans l'arrière-bouche, et la déglutition s'exécute; au bout de deux heures, le mieux est décisif; on transporte l'ouvrier à l'hôpital Necker où j'allai le voir le surlendemain; les yeux ne se ressentaient en rien de la stimulation. L'asphyxié eut besoin de soins pendant quinze jours à l'hôpital. C'était la troisième fois que cet accident lui arrivait, et j'engageai le commissaire de police à faire prendre un autre état à cet ouvrier.

L'insufflation pulmonaire ne fut pas tentée; elle eût été inutile, puisque l'office du poumon est, avons-nous dit, d'entretenir la vie personnelle, non de la restituer, lorsqu'elle a été suspendue. Le secours devait venir de plus haut à l'asphyxié, c'est-à-dire des deux premiers mobiles de la vie, le nerf et le vaisseau sanguin.

Remarquez qu'il n'a guère été question de l'estomac; on ne l'a appelé en aide que pour s'assurer de l'état des muscles de la déglutition ; ainsi vous pourriez à la rigueur vous passer d'agir sur ce viscère pour le relever lui-même s'il venait à défaillir. Qu'un voyageur se trouve mal en route, qu'il tombe de fatigue et d'inanition ; vous le ramènerez en un instant avec une goutte d'alcool sur les lèvres et la langue : croyez-vous que cette goutte ait retenti jusqu'à l'estomac, que son arôme vivifiant ait été porté de cet organe dans les premières voies et de proche en proche au cerveau et au cœur ? Allons donc ! vous ne le pensez pas : la résurrection a été trop prompte, le cordial trop minime, et pourtant le professeur Broussais place le siége de l'irritation vitale dans l'estomac et le tube intestinal d'où ses irradiations s'étendent à tous les autres organes et rendent ainsi la maladie générale ! Le seul trait que nous venons de donner de l'organisme nous prévient déjà contre la médecine physiologique. Le nouveau-né a quelquefois de la peine à vivre par lui-même, à commencer la respiration ; le temps presse, le corps se refroidit de plus en plus, même au fort de l'été ; et ici, le froid, c'est la mort. Attaquez hardiment les nerfs et les vaisseaux sanguins à la fois. Que la chaleur et la lumière d'une flamme vive frappent soudain la surface du corps, pendant que le sang coule du cordon ombilical : tel est le moyen le plus efficace de ranimer l'enfant, de le faire crier. A l'entrée en fonctions des organes pulmonaires, la vie de l'enfant s'élargit, se dessine et devient personnelle, tous les organes vivent en communauté, compatissant les uns aux autres à des degrés différents dans l'exercice de leurs fonctions pour l'unité de la vie.

Une substance incompatible avec l'organisation vient-elle à y surgir, il en résulte un trouble : non, c'est un mouvement nouveau qui se communique avec ordre plus ou moins loin, selon l'importance de l'organe et le degré de sa souffrance, en sorte que, si le médecin ne peut porter une médication directe sur le lieu de l'affection, il pourra la lui faire parvenir par une voie détournée.

Ce sont encore les sympathies qui procurent à l'organisme les moyens de réparation qui lui ont été ménagés dans le plan providentiel. En effet, tous les phénomènes émanent de la circulation du sang, de l'innervation et de la respiration. L'encéphale, avec ses appartenances, exerce une action incessante sur le cœur et le poumon, de même qu'il en reçoit une semblable de leur part. Ces trois organes remplissent leurs fonctions dans une dépendance mutuelle. Ils forment entre eux une union compacte.

Et même, quoique les phénomènes ne se montrent plus à l'état normal, le cœur, l'encéphale et le poumon ne laissent pas de mener encore les autres organes, *et faciunt in homine sano actiones sanas, eadem in ægro morbosas.*

Supposons qu'un homme blessé à la tête soit tombé dans le coma, et que ce symptôme d'épanchement ou de congestion au cerveau ait résisté à tous les moyens ordinaires. Tout est-il donc désespéré et le médecin n'a-t-il plus rien à tenter ? Raisonnons :

1° La physiologie et la pathologie nous révèlent une sympathie particulière entre le cerveau et les organes de la reproduction, entre les méninges et les voies urinaires;

2° Deux douleurs étant nées ensemble dans des lieux différents, la plus forte obscurcit l'autre ;

3° La lampe qui commence à manquer d'huile ne s'affaiblit pas sans cesse en perdant de sa lumière, elle jette par intervalles d'assez vives lueurs. Ainsi les blessés, et bien d'autres malades, à l'approche de l'agonie, ne descendent pas toujours d'une pente égale au tombeau, ils éprouvent souvent un mieux inattendu, reprennent connaissance, et c'est après avoir donné quelque espérance qu'enfin ils succombent;

4° Que l'entendement reçoive ou non des sens son principe d'action, toujours est-il qu'il peut se conserver quelque temps après la perte des facultés sensoriales. L'ouïe est celui des sens qui s'éteint le dernier ; un moribond que l'on croit mort entend ses héritiers qui se disputent ses dépouilles, un chirurgien qui se réjouit de le disséquer, etc. Les derniers momens de la vie sont si précieux, il importe tant de se reconnaître à l'heure suprême, que ce serait procurer au mourant un bien inestimable que de le rendre capable d'entendre quelques paroles. La chose est-elle impossible au médecin? Nous ne le pensons pas.

Le 24 janvier 1841, Crétin, invalide de la succursale d'Avignon, 69 ans, constitution robuste, amputé du bras droit, tombe étant ivre et reçoit un coup à la tête ; on le relève ; il était sans connaissance ; on le transporte à l'infirmerie où les plus prompts secours lui sont donnés.

Le lendemain, paralysie du moignon, d'autres symptômes d'épanchement apparaissent ; les saignées, les laxatifs, les révulsifs n'empêchent pas le mal de faire des progrès.

Le 31, je suis appelé à sept heures et demie du soir. Le blessé était gisant sur le dos dans un coma profond et semblait près de tomber en agonie ; j'imagine de le sonder, quoique la vessie ne fût pas toute pleine. Le cathétérisme est difficile, douloureux, ensanglanté ; mais voilà que pendant l'opération le blessé sort de son assoupissement, ouvre les yeux, se retourne dans le lit, se met à se plaindre et à crier : « Vous me faites mal ; que me faites-vous « donc ? ça me brûle, c'est comme si j'avais « la chaude-pisse, je veux pisser, je veux « me lever, laissez-moi me lever ».

Après la déplétion de la vessie, les facultés intellectuelles et sensoriales se soutiennent pendant une heure. On profite de cet amendement pour faire boire le malade, qui retombe dans le coma et meurt à minuit.

Nécropsie ; épanchement de sang, partie liquide, partie coagulé entre la faulx du cerveau et l'hémisphère gauche et sur cet hémisphère.

Le 29 février 1841, Bourget, autre invalide, 70 ans, amputé de la jambe droite, sujet à s'enivrer, se rendait à pied à la succursale vers les deux heures de l'après-midi, lorsqu'il éprouve une défaillance; il est forcé de s'asseoir, et bientôt vomit la soupe qu'il vient de manger. On le transporte à l'infirmerie; convulsions, perte de connaissance, déglutition difficile; je reconnais un *raptus* du sang à la tête. Tous les remèdes ne font, pour ainsi dire, que du mal, et le soir le coma parait prochainement mortel.

Dans cette circonstance, je me rappelle le singulier résultat que j'ai obtenu dernièrement du cathétérisme, et je sonde le malade qui n'avait pas besoin d'uriner. L'opération fut facile, néanmoins elle remplit mon intention; Bourget ouvrit les yeux dès que la sonde traversa le canal de l'urèthre; auparavant il fallait lui abaisser la mâchoire inférieure pour voir la langue, qui, malgré toutes mes insistances, demeurait immobile; à présent l'invalide ouvre de lui-même la bouche et tire sa langue; on court informer de cet heureux changement l'aumônier qui n'avait pu rien en tirer ; cette fois il fut satisfait des signes d'intelligence que lui donna le moribond, bien que la parole n'eût pas été recouvrée. Mort le lendemain à onze heures du matin.

Nécropsie ; dure-mère épaissie et phlogosée sur l'hémisphère droit, vaisseaux superficiels de cet hémisphère gorgés de sang ; faulx du cerveau cartilagineuse à sa partie moyenne, convexe et bosselée à sa face droite, concave et plane à sa face gauche, hémisphère gauche à l'état sain. (*Journal des connaissances médico-chirurgicales*, *année* 1841).

Je regrette que cette opération n'ait pas été tentée pour rappeler la connaissance un instant au duc d'Orléans frappé d'une mort accidentelle : l'on avait encore plus lieu d'espérer d'être utile à ce jeune prince, qu'à ces vieux invalides.

DE LA FIÈVRE

INTERMITTENTE PERNICIEUSE

EN ALGÉRIE.

La fièvre est une excitation cérébrale et nerveuse, idiopathique ou symptomatique. (*Georget*, *Physiologie du système nerveux*, *tome I*, *page* 191).

La fièvre consiste essentiellement en une irritation idiopathique ou sympathique du système sanguin. (*Boinlland*, *Dictionnaire de médecine et de chirurgie pratique ; tome VIII*, *page* 86.

Nous considérons ces deux définitions comme les deux moitiés d'un tout, et nous définissons la fièvre une affection morbide du système nerveux et du système sanguin (ces deux premiers mobiles de la vie) qui se manifeste par un mal-être général et une altération du pouls. Elle est la maladie la plus fréquente et tantôt simple, tantôt accompagnée d'une autre maladie dont elle est la cause ou l'effet.

Les anciens divisaient les fièvres par rapport à leur marche en continues et en intermittentes. Nous les divisons aussi nous en deux classes, mais par rapport à la médication, en fièvres à kina et en fièvres qui ne sont pas à kina. Les premières sont périodiques, les dernières ne le sont pas.

La sub-continue revient à une époque toujours de même anticipation.

La sub-intrante est celle dont un accès commence constamment avant la fin du précédent.

L'intermittente larvée présente périodiquement un symptôme unique ; douleur dentaire, ophtalmine, épistaxis, etc., sans altération sensible du pouls, de l'urine et de la température du corps.

La remittente fait-elle la nuance entre la fièvre continue et la fièvre intermittente, comme le prétend Baumes ? (*De l'usage du quinquina dans les fièvres remittentes*). — Non. La remittente appartient aux fièvres à kina quand les paroxismes arrivent périodiquement dans la pyrexie toujours à la même époque de la journée. Si les accès arrivent à des époques indéterminées, la fièvre fut-elle intermittente telle que l'erratique, ou bien les hauts et les bas n'ont-ils rien de réglé dans leurs retours, *v. g.* dans la fièvre catarrhale, le kina ne peut rien contre ces fièvres ou du moins n'est pas leur remède spécifique.

Il n'y a guère de fièvre continue qui marche d'un pas égal, *uno tenore*, de l'invasion à la terminaison, qui soit homotone. Les symptômes varient d'intensité dans les fièvres du type le plus continu. Ils augmentent tous les soirs, se rallentissent le matin ; le pouls des personnes saines subit la même variation. L'annonce d'une mauvaise nouvelle, une alimentation intempestive, une saignée, un purgatif contre-indiqués, etc., occasionnent des redoublemens qui ne convertissent point la continue en fièvre à kina, parce qu'ils sont des accidens, non des symptômes inhérents à la fièvre. Ce qui légitime l'indication du kina, c'est la périodicité.

VINGT-HUITIÈME OBSERVATION.

QUOTIDIENNE SUB-INTRANTE.

A Versailles (1838, février), on me consulta pour le jeune Louis, âgé de 12 ans, fils unique de M. Soulery, directeur de l'enregistrement et des domaines. Le malade, un des meilleurs écoliers de sa classe, gardait le lit depuis plusieurs jours. Inappétence ; morosité ; sommeil pénible ; plaintes fréquentes de la tête et de l'estomac ; urine haute en couleur ; diverses médications n'avaient pu rompre la continuité du mouvement fébrile. L'écolier avait de la fièvre continuellement, mais n'avait pas la fièvre continue. *Aliud esse continuo febricitare, aliud febre continua laborare.* (Sylvius). Le père et la mère passaient la nuit auprès de leur enfant, appréhendant une fièvre cérébrale ou ataxique (1).

Après avoir étudié la marche de la maladie pendant trois jours, j'eus la satisfaction de découvrir que la fièvre avait un paroxisme quotidien entre midi et une heure.

Alors je dis au père, homme éclairé : « Monsieur, la médecine que je vais faire n'est point conjecturale ; votre inquiétude est respectable, mais à présent elle ne serait pas raisonnable, parce que l'efficacité du quinquina est, dans la fièvre de votre fils, d'une probabilité qui s'élève jusqu'à la certitude ». En effet, dès le lendemain le fébrifuge avait tranquillisé la famille.

Toute fièvre, quels que soient ses symptômes, si elle est périodique, est susceptible de guérir par le quinquina donné avant l'accès ou le redoublement présumé, parce que la périodique simple et la per-

(1) Le père du malade savait que la fièvre cérébrale attaque de préférence, dans les colléges, les écoliers les plus studieux, et peut-être aussi que la fièvre ataxique demeure plus long-temps en incubation chez les enfans que chez les adultes et les vieillards.

nicieuse de première formation ou par métamorphose ont la même origine.

« Vous avez peut-être une fièvre périodique pernicieuse, disais-je au docteur Bagnéris, médecin en chef de l'hôtel des Invalides, autrefois mon confrère à l'armée d'Italie, qui souffrait beaucoup dans sa dernière maladie. » « Je le voudrais, me répondit-il ; je serais sûr d'en guérir avec le quinquina ». Nous partageons sa conviction. Cette fièvre est le triomphe de la médecine.

Le temps paroxistique est celui pendant lequel les convalescents restent sous le coup de la récidive, car le germe de la périodique ne s'éteint qu'à la longue. Sa durée est relative à la saison, au climat et à l'idiosyncrasie. La fièvre à kina se subdivise en simple et en pernicieuse. Cette subdivision n'est pas aussi tranchée dans les contrées méridionales que dans les pays froids ou tempérés, parce que l'apyrexie des périodiques simples méridionales retient toujours quelque chose d'anormal qui fait craindre la métamorphose en périodique pernicieuse. A l'hôpital de Saint-Jean-de-Latran, où l'on ne reçoit que des femmes, sur 404 mortes en 1812, 72 ont succombé à des intermittentes pernicieuses, 69 à des intermittentes simples. (*Traité anatomico-pathologique des Fièvres intermittentes simples et pernicieuses*, *par E. M. Bailly*, *de Blois*). A présent figurez-vous que vous êtes en Algérie ou en une autre contrée méridionale, et que toute fièvre périodique soit à vos yeux une porte ouverte à la mort.

VINGT-NEUVIÈME OBSERVATION.

TIERCE BÉNIGNE.

M. Victor, âgé de 15 ans, bien constitué, rue du Vinaigre, n° 38, à Alger, éprouva un accès de fièvre le 23 juin 1838. Je fus appelé dès l'invasion, étant logé dans la maison.

Frisson, petite toux, douleur vive à la tête et à l'estomac, pouls fréquent, soif, sueur. L'accès dura depuis deux heures de l'après-midi jusqu'au lendemain matin.

Tout le lendemain, apyrexie. Extrême faiblesse des jambes. Anorexie; insomnie. Le jour suivant, le 22, second accès avec un peu de rehaussement dans le second stade.

Le 23, faiblesse encore plus grande des jambes (5 décig. de sulfate de quinine).

Le 24, l'accès manque totalement, la quinine fut donnée pendant quelque temps à doses décroissantes, en même temps que la mère du convalescent, femme intelligente, lui préparait tous les jours un demi-litre de tisane de petite centaurée (*chironia centaurium*, Smith.) Retour du sommeil et de l'appétit. La faiblesse des jambes et de la respiration dura un mois.

Je n'aurais pas été bien reçu de la mère ([b]) si je lui eusse dit, les bras croisés, que la fièvre intermittente bénigne de son fils était un effort salutaire de la nature et qu'on devait la respecter.

Ludovicus Mercatus, médecin de Philippe II, a donné le nom de pernicieuse à l'intermittente dont un accès peut être mortel; aussi tire-t-elle son surnom du symptôme le plus grave. Ce n'est pas qu'il n'y ait d'autres symptômes très-dangereux, mais il a plu à *Torti* de désigner cette intermittente par le symptôme culminant, et il en rapporte dix-huit exemples. *Dysenterica*, *symptomatica*, *verminosa*, *sub-continens*, *sub-intrans*, *continua seu remittens*, *atgida*, *ardens*, *atrabilaris*, *sub-cruenta*, *cardiaca*, *cholerica*, *diaphoretica*, *inflammateria*, *lethargica*, *maligna ab ortu*, *lenta*, *syncopalis*, *etc.*

M. Alibert, médecin de l'hôpital Saint-Louis en compte vingt-un et toutes les fièvres n'y sont pas comprises. Au demeurant, ce sont autant de fleurons ajoutés à la couronne de Torti, qui nous a le mieux appris à guérir une fièvre périodique pernicieuse quelconque avec le quinquina.

Il faut savoir que tous ces surnoms désignent un

ou plusieurs symptômes la plupart disparates empruntés à des maladies aigues et greffés sur le fond de la fièvre pernicieuse périodique.

On peut avoir la périodique pernicieuse plusieurs fois. Nous avons eu la tierce délirante en 1831, à Paris, rue des Saints-Pères, et la sub-continue cholérique en 1839 à Ajaccio. Nous nous sommes guéri la première fois avec le kina en substance, et en bain la seconde fois.

La comparaison que Werlhof fait de l'intermittente pernicieuse avec Protée, donne une idée inexacte de cette fièvre et pourtant a quelque chose d'instructif. On sait que le pâtre de Neptune avait la faculté de prédire l'avenir, et que pour échapper aux importunités des curieux il pouvait se transformer en lion, en flamme, en torrent, etc., illusoires. Ceux qui étaient prévenus de l'impuissance de ces transformations, ne reculaient point. Ils marchaient droit au monstre, l'appréhendaient au corps, le garrottaient et lui fesaient dire tout ce qu'ils en voulaient savoir. Mais les transformations de Protée étaient simples et successives, au lieu que celles de la fièvre périodique pernicieuse sont multiples et simultanées. Ici le monstre est l'empoisonnement athmosphérique. Les formes sont des symptômes disparates. Beaucoup de pyrétologistes imitent les rhétoriciens; ils prennent la partie pour le tout, font autant de maladies qu'ils voient de symptômes et les attaquent à la fois par des remèdes appropriés à chacune d'elles. Le thérapeute expérimenté ne se laisse point détourner par ces symptômes protéiformes. Il va droit à la fièvre et l'abat avec tout son cortége sous le kina.

TRENTIÈME OBSERVATION

PAR WERLHOF, PREMIER MÉDECIN DU ROI D'ANGLETERRE, A LA COUR D'HANOVRE.

Il y a un peu plus de quatorze ans, un jeune homme, fils d'un aubergiste, avait la fièvre quarte depuis six mois. Il consulte un médecin qui lui conseille entre autres choses un électuaire d'écorce du Pérou. Après la visite survient un vieux médecin, piqueur de visites, qui se met à dire, dès qu'il entend parler des propriétés du china : « Êtes-vous si ennuyé de vivre que vous veuillez prendre du china, car j'ai toujours entendu dire depuis ma jeunesse que les médicamens *chimiques* étaient dangereux ? » Ce mauvais plaisant confondait le *china* nouvellement découvert et dont sûrement il n'avait pas entendu parler dans sa jeunesse avec les médicamens *chimiques* autrefois proscrits. A ces mots, le malade intimidé renonce à l'électuaire et comme il se trouvait assez bien entre les paroxismes, qu'on lui disait que sa fièvre était salutaire, il s'abandonna encore trois mois à la nature. Voilà que le fébricitant est pris à l'entrée de l'hiver d'un violent point de côté à gauche. Chaque accès rend plus vive la douleur pleurétique, sans perdre son type intermittent. Je suis appelé le sixième jour, le matin d'une nuit passée dans l'accès. Phrénésie, suffocation, toux sèche, tremblement, délire furieux, pouls très-dur et soubresauts des tendons, tel était l'état du pleurétique. Aussitôt j'ordonne une saignée du bras correspondant au côté douloureux, des vésicatoires aux bras, aux jambes, à la nuque, des émulsions, des diaphorétiques, une décoction pectorale et d'autres remèdes appropriés, et je recommande de ne pas perdre un instant.

Le lendemain matin, saignée au pied du même côté, à cause de la douleur pleurétique, des crachats expectorés en petite quantité et avec de grands efforts, bien que du reste le tremblement et le spasme eussent cessé, et que le malade déclarât le soir qu'il souffrait moins. L'accès se termina par une bonne sueur qui commença le soir et dura toute la nuit.

Le matin, le malade a toute sa connaissance, respire paisiblement, expectore sans difficulté des crachats cuits et peu abondants, le pouls est plus souple, quoique toujours fréquent. La fièvre revint l'après-midi avec tout le cortége de la pleurésie, étouffement, violent délire, tremblement et soubresauts des tendons.

Nous étions au matin du neuvième jour; le jeune homme n'avait pas encore toute sa tête, il se sentait très-affaibli, la fièvre persistait actuellement sans intermission, l'urine d'un rouge clair au temps de l'inflammation, paraissait depuis la solution de la pleurésie, épaisse et déposait un sédiment de couleur verdâtre obscure.

Jugeant qu'il ne fallait pas attendre un autre accès de fièvre quarte pernicieuse, je m'empressai de faire prendre un gros de quinquina que je prescrivis de répéter toutes les trois heures jusqu'à la concurrence d'une once et demie, afin que si je n'empêchais pas entièrement la fièvre de revenir le onzième jour, je reprimasse du moins la férocité des symptômes et amenasse l'apyrexie le lendemain. On continua de faire prendre du quinquina suivant ma prescription une fois la semaine et on en donna ainsi huit onces pour assurer le rétablissement qui fut parfait.

Werlhof n'est pas conséquent avec lui-même. Il se trouble dans le danger, perd la tête, voit des monstres où il n'y a que des fantômes et les attaque successivement. On dirait d'un homme qui se noie et se prend à toutes les branches.

TRENTE-UNIÈME OBSERVATION

PAR RICHARD MORTON.

Madame Hudson, veuve, âgée d'environ 30 ans, après avoir essuyé par un temps variable, un refroidissement, souffrait des tranchées si aigües et des vomissemens si atroces, qu'elle tombait en défaillance à chaque instant, à cause de la véhémence des spasmes de l'estomac et des intestins dans le fort du paroxisme. Je fus appelé au milieu de la nuit durant la vigueur du cinquième accès. Il me fut facile de calmer les symptômes urgents au moyen des bouillons de poulet, de la décoction blanche pour boisson et d'un julep hystérique dans lequel il entrait quatorze gouttes de laudanum liquide, prises de quatre heures en quatre heures. Cependant l'accès revint après vingt-quatre heures, sans que la malade eut enfreint son régime, et alors le laudanum donné à plusieurs reprises ne put rien contre les symptômes, qui sévirent avec leur première violence. Ce qui m'arriva, je l'ai déjà observé une ou deux fois. L'urine était de couleur foncée et exposée à l'air froid, elle déposait un sédiment briqueté. Je dus en inférer (tous les doutes sur la fièvre intermittente s'étaient dissipés par cet état de l'urine) que cette déchirante diarrhée provenait du venin fébrile qui se jetant à chaque paroxisme sur les entrailles, renouvelait ces cruels symptômes, et que l'opium ne pourrait les calmer, sans qu'au préalable je n'eusse dompté le ferment fébrile. C'était aussi l'avis du docteur Daniel Cox, qui visitait la malade avec moi. Nous ordonnâmes un gros de quinquina avec douze gouttes de laudanum liquide à prendre dans l'intervalle des accès, sous forme de potion de quatre heures en quatre heures. On en donna six gros ou une once dans la première intermission. La fièvre et les symptômes qui l'accompagnaient disparurent bientôt. La malade recouvra l'appétit. L'urine revint à son état naturel. Il ne nous restait plus qu'à prévenir le retour de la maladie, ce que nous fîmes en administrant de temps en temps du quinquina pulvérisé.

Morton connaissait la cause de tous les symptômes de la périodique pernicieuse et savait que le kina en était le remède spécifique ; mais il fut heureux d'avoir à pratiquer en Angleterre, car sa lenteur à enlever la diarrhée symptômatique aurait laissé mourir bien des fébricitans en Algérie et en Morée, etc. ; que de soldats nous avons perdus de la diarrhée symptômatique dans ces deux contrées méridionales, faute de ne leur avoir pas donné le kina de bonne heure et en première ligne, à l'exemple de Torti!

TRENTE-DEUXIÈME OBSERVATION.

INTERMITTENTE AVEC FLUX HÉPATIQUE (*sub-cruenta*), PAR TORTI.

Un peintre, nommé Joseph Cerchiarius, année 1697, après avoir rendu quelques matières séreuses et sanguinolentes dans le premier accès d'une tierce simple, a des déjections abondantes dans le second accès. Ce symptôme survient à l'invasion de la fièvre et dure quelque temps; le malade n'en ressent pourtant rien de trop incommode ni de douloureux, si ce n'est une grande prostration des forces. Le lendemain se trouvant assez bien et sans fièvre, il croit n'avoir pas besoin de médecin, et attend le troisième accès pour appeler du secours. Cette fois, la fièvre débute par des selles sanguinolentes répétées et abondantes semblables à de la lavure de chair, à ce que les anciens appelaient le flux hépatique. L'évacuation se faisait si facilement, si doucement, si insidieusement, que le malade en paraissait plutôt soulagé que fatigué, du moins au commencement; mais les selles devinrent si abondantes et si répétées, que le fébricitant n'eut plus la force de se lever pour aller à la garde-robe, et prit le parti de rester sur une alèse où il éprouva plusieurs défaillances. On m'appelle et j'apprends qu'il avait déjà été dans cet état, toutefois à un moindre degré. J'inspecte les matières; elles étaient abondantes et tout-à-fait semblables à de la lavure de chair : le malade faisait encore à tout moment sous lui, avait les yeux creux, la voix flûtée et les narines pincées. Pouls faible, accéléré, très-petit et quelquefois s'éclipsant sous les doigts. L'homme est gisant, énervé, froid par tout le corps, bien que peu d'heures auparavant il eut eu chaud dans le paroxisme. Du reste, il ne souffrait pas, soif modérée, esprit présent, point de tranchées, seulement il se trouvait mal souvent et disait qu'il se sentait sur le point de mourir. Je m'empresse de le rechauffer, de prescrire des remèdes confortans propres à arrêter le flux de ventre et à relever les forces, autant que le permettent la position et la circonstance critiques; par ce moyen, il se tira tant bien que mal et peu-à-peu de cet accès. Le lendemain matin, plus de flux de ventre de même qu'après le second paroxisme. Cependant les forces et le pouls restaient tellement affaiblis, que de toute évidence, le malade ne pourrait supporter un quatrième accès. On a la précaution de lui administrer le très-saint Viatique, puis on lui fait prendre quatre gros de kina, on lui en donne deux autres le soir dans du vin. Le lendemain plus d'accès ni de déjection. Le jour suivant et pendant quelque temps encore on lui a donné de l'écorce péruvienne à titre d'altérant, et la guérison a été complète sans récidive.

TRENTE-TROISIÈME OBSERVATION.

TYPHUS INTERMITTENT QUI A RÉGNÉ, EN AVRIL ET EN MAI 1834, A BORD DE LA CORVETTE LA FAVORITE, DANS LA MER DU SUD, PAR LE DOCTEUR HAUVEL.

Le nommé Héritier, matelot, âgé de 28 ans, d'un tempérament bilioso-sanguin, se sent défaillir et tombe de sa hauteur sur le pont, c'était le 6 avril; en revenant à lui, Héritier se plaint de pesanteur de tête, qu'il éprouvait, dit-il, depuis quelques jours, mais dont il n'avait pas cependant parlé; il ressent bientôt après des douleurs dans le dos, des horripilations; le pouls est faible, lent. La nuit se passe sans dormir.

Le lendemain 7, chaleur mordicante à la peau, le malade se découvre, pouls fréquent, fort; violente céphalalgie (diète, limonade, pédiluve sinapisé).

Le 8, la fièvre est continue, il y a assoupissement.

Le 9, les mêmes symptômes persistent, mais de plus la langue est aride et brunâtre au centre, rouge à la pointe et sur les bords; la soif est intense, la région précordiale douloureuse, les symptômes céphaliques plus graves (diète absolue, eau d'orge acidulée avec le suc de citron; douze sangsues à l'épigastre, cataplasmes émollients sur les piqûres).

Le 10, à trois heures de l'après-midi, apyrexie complète.

Le 11, la fièvre reparaît à une heure après midi, et le traitement antiphlogistique fut, sans l'intermédiaire des évacuants, remplacé par l'administration de six grains de sulfate de quinine en trois prises.

Le 12, l'accès anticipe de deux heures, sa durée fut moindre (continuation d'une tisane acidulée, nouvelle administration de six grains de sulfate de quinine).

Le 13, l'accès est plus faible, la langue se nettoie (même prescription).

Le 14, l'accès est encore plus faible (même prescription).

Le 15, neuf grains de sulfate de quinine enrayent complétement la fièvre, et dès ce moment Héritier marche vers la convalescence; il fut soumis dès lors à l'usage journalier d'une infusion légère de camomille, et à six onces d'infusion de café alcoolisé avec la teinture de gentiane tous les matins : au bout de huit jours la guérison fut complète.

Il fallait donner la plus forte dose du fébrifuge en premier lieu et immédiatement après la pyrexie. Que le docteur Hauvel nous pardonne de critiquer ces deux points de sa pratique ; il lui reste la gloire d'avoir le premier observé et guéri la fièvre intermittente pernicieuse typhoïde.

Nous mettons une aussi grande différence entre les périodiques pernicieuses des pays chauds et celles des pays froids ou tempérés, qu'entre les périodiques simples de ces diverses contrées. Le kina peut les guérir toutes, il est vrai, mais il a besoin d'être appuyé par la méthode qui comprend la formule et l'opportunité. Au midi, le kina est formulé en plus forte dose la première fois, on est ainsi plus sûr de couper la fièvre et d'en prévenir, en le continuant selon les règles, la récidive. L'opportunité se présente à la chute du paroxisme auquel vous assistez, fut-il le premier, attendu que la pernicieuse des pays chauds peut enlever au second accès et pour le plus tard au quatrième ; si le même état fébrile se prolonge long-temps en froid ou en chaleur de manière à vous laisser penser que ce soit un accès plutôt qu'un stade, ne restez pas en expectation, faites avaler du kina, en désespoir de cause, et vous guérirez plus d'une fois.

A mesure que l'on approche de l'équateur, la quantité d'eau pluviale augmente et il se fait nécessairement dans ces climats brûlants une évaporation plus abondante et plus rapide. Si les averses et les ondées ne stagnent pas sur le sol, et que celui-ci soit propre, il est simplement balayé et ne retient aucun élément de fièvre intermittente, ce qui arrive à Alger, où je n'ai vu que trois pernicieuses pendant un an de séjour ([c]), l'eau du ciel descend de la Casaubah et va se précipiter par une pente rapide dans la mer. Le sol que lave cette eau est-il mal-propre, comme à Ajaccio, l'ardeur du soleil renforce l'action des miasmes. *Il caldo però rinforza l'azione dell' umidità e d'é miasmi.* (Fondamenti di patologia analitica di *Maurizio Bufalini*), et vous aurez une pernicieuse endémique. Elle regna à Argenteuil en 1783 et l'année suivante à Provins. Il y avait, dit *Senac* ([d]) auprès d'une grande ville un lac immense dans lequel toutes les immondices de cette ville venaient se rendre depuis quatre ans. Tant que ces matières putrides restèrent ensevelies dans l'eau, il n'en résulta aucun mal; mais quand le limon putride fut assez abondant pour s'élever à la surface de l'eau, il survint une fièvre horrible dans tous les endroits de la ville, et la mortalité fut portée à deux mille hommes dans ce lieu, où elle n'allait annuellement qu'à quatre cents. La nature de cette fièvre dont Senac donne la description, n'était pas équivoque; elle était évidemment du genre des fièvres périodiques pernicieuses, et la cause qui la produisait était également manifeste, une chaleur humide, car les vapeurs qui s'élevaient du lac étaient si putrides, que ceux qui demeuraient sur les bords ne pouvaient garder la viande plus de trois heures sans qu'elle se putréfiât.

Nous avons vu que le vent du nord régna à Avignon, après l'inondation en 1840, et que ce fut en chassant au loin les miasmes putrides qu'il préserva la ville de la périodique pernicieuse.

Il n'est pas nécessaire du concours de la chaleur tropicale et d'une grande évaporation pour la génération de la pernicieuse sporadique. La chaleur de l'été contrastant avec la fraîcheur des nuits, le passage brusque de la sueur au refroidissement, suffisent. « Si les fièvres intermittentes se développaient plus facilement dans la citadelle de Pampelune, c'était parce qu'il faisait plus chaud dans « ses cours, où il y avait moins d'ombre, et dans « ses logemens dont les murs étaient minces et « l'étage peu élevé. Les sentinelles, plus exposées « au soleil pendant le jour, y souffraient aussi plus « de la *fraicheur* pendant les nuits que dans les pos-

« tes de la ville. En outre, toutes les fois qu'on « entrait dans cette citadelle, où les soldats arri- « vaient souvent hors d'haleine, ou qu'on en sor- « tait, on éprouvait, en passant sous ses longues « portes voûtées, un courant d'air quelque fois très « froid, qui obligeait à boutonner les habits dans « les plus fortes chaleurs ». (*Traité des Fièvres intermittentes et continues*, *par Raymond Faure*, *D. M.*).

Cette théorie nous a conduits à la pratique la plus satisfaisante. A présent nous avons dans l'hygiène les moyens propres à prévenir la pernicieuse endémique, et dans le kina une anse pour enlever la pernicieuse sporadique.

Chaque siècle a un titre qui le distingue : le nôtre s'intitule *le siècle du progrès*. La postérité, que dis-je, la génération suivante le lui confirmera-t-elle ? la chose est douteuse pour la philosophie et la médecine. Renfermons-nous vite dans notre sujet, et disons que la thérapeutique de la fièvre périodique pernicieuse a fait un pas rétrograde.

Notre révolution de 89 a remué bien des esprits, peu d'hommes intelligents ont voulu continuer à être auditeurs ils ont ambitionné de se faire auteurs. La nosographie philosophique est le premier ouvrage de la nouvelle médecine ; Pinel la publia à la fin du XVIIIe siècle ; ce professeur de l'école de médecine, pour compléter son ouvrage, a parlé au hasard de notre fièvre. Le médecin de la Salpêtrière n'était point en position de connaître cette cette terrible périodique, les sujets et le terrain lui manquaient. La périodique pernicieuse est une maladie à part qui ne ressemble à aucune autre, elle a son remède, qui est efficace toutes les fois que le médecin est secondé par le malade, les assistants et les circonstances. Pinel lui ôte ce caractère spécial et la rattache à la fièvre continue ataxique, dont il lui donne le surnom. Lisez ses observations sur sept femmes dont six étaient plus que sexagénaires et qui ont toutes été guéries.

TRENTE-QUATRIÈME OBSERVATION.

INTERMITTENTE ATAXIQUE AVEC SPASMES ET NÉVRALGIE.

Une femme âgée de 71 ans, éprouvait habituellement, depuis plusieurs années, un tic un peu douloureux dans les muscles des paupières et des lèvres du côté gauche, avec une douleur occupant le tiers supérieur de la cuisse droite, et suivant le trajet du nerf sciatique.

Le 18 floréal an 11, après trois jours de malaise, de lassitude et d'une tendance à l'assoupissement, elle est attaquée, à trois heures après midi, d'un frisson dans les bras et dans les épaules ; ensuite tremblement général, céphalalgie ; bientôt elle perd connaissance, tombe et rend l'urine involontairement. On l'apporte dans cet état à l'infirmerie, où la connaissance lui revient, la chaleur se développe, alors la sueur paraît, l'urine coule abondamment par une excrétion volontaire.

Les accès continuent en tierce, à la même heure et avec les mêmes symptômes. L'affection gastrique nécessite l'emploi de l'émétique, ensuite on donne le vin d'absinthe ; les accès sont moins forts, la perte de connaissance est incomplète.

1er prairial. Accès aussi violent que dans le commencement ; ils continuent en tierce, à peu près avec la même intensité. (*Infusion amère, vin d'absinthe, quinquina à petite dose*).

Dans les premiers jours de messidor ils commencent à diminuer graduellement ; vers le milieu du mois la guérison est complète ; les jambes sont un peu enflées, mais la sciatique disparaît ; le tic douloureux diminue beaucoup, puisque dans le cours du mois suivant il ne se manifeste que deux fois, tandis qu'auparavant il avait lieu presque continuellement.

Xavier Bichat, fils d'un médecin (il sut apprécier cet avantage) se sent trop à l'étroit dans la seconde ville de France, il quitte Marc-Antoine

Petit, chirurgien en chef de l'Hôtel-Dieu de Lyon, et vient entendre Desault, chirurgien en chef de l'Hôtel-Dieu de Paris. Desault devine bientôt Bichat et en fait son chef de clinique. Comme ils allaient bien ensemble ! la mort les sépara. Le jeune homme livré à ses pensées et à son ardeur, sans mentor, entreprend de refaire de toutes pièces l'édifice médical. Il donne la chirurgie à *Richerand* qui abonde en son sens et prend pour épigraphe de sa nosographie chirurgicale : *Ars instauranda ab imis*. Lui, se choisit quarante disciples, zélés néophites, auxquels il propose de fonder la médecine sur l'anatomie pathologique. « Si je suis allé si vite, leur « dit-il, c'est que j'ai peu lu..... les livres ne doi« vent être que le mémorial des faits ; or, en est-il « besoin dans une science où les matériaux sont « toujours près de nous, où nous avons les livres « vivants, en quelque sorte, des morts et des « malades ; plus de livres entre vos mains, s'ils ne « sont nouveaux. » Il leur ouvre cinq nouvelles sources d'instruction qui se rapportent à son enseignement :

1° Les uns dissèquent pour connaître la structure des organes ;

2° Les plus instruits fréquentent les hôpitaux où ils observent à la clinique les maladies dont ils notent les diverses phases ;

3° D'autres ouvrent les cadavres pour juger des désordres matériels produits par chaque affection ;

4° Ceux-là anatomisent des animaux vivants, en vue de surprendre à la nature quelques secrets de l'organisation humaine ;

5° Ceux-ci s'appliquent à apprécier l'action des remèdes séparés ou combinés.

Défense de s'occuper de politique.

Bichat se proposait de composer un code médical sur le modèle du Contrat social de Jean Jacques.

Dis-nous, Xavier, pourquoi tu t'es éloigné avec tes adeptes des savants de ton siècle, si empressés à communiquer leurs lumières. Tu ne te doutais donc pas que tu recommençais *Paracelse*, qui a laissé la réputation d'un enthousiaste et l'a affichée par cette maxime de sa façon :

Alterius non sit qui suus esse potest ?

Le progrès des connaissances est un des priviléges qui distinguent l'homme de la brute, dont les opérations instinctives doivent rester toujours au même dégré d'industrie. L'anatomie pathologique que tu crois avoir trouvée, *Morgagni* l'avait cultivée avant toi ; il avait écarté avec son scalpel les nuages qui couvraient le siége de plusieurs maladies et relie mieux que toi les lésions organiques aux symptômes pathologiques ([c]). Pourquoi n'as-tu pas voulu entrer dans la voie qu'il t'avait frayée? la nature semblait pourtant, en te faisant naître l'année où mourut ce grand homme, 1771, t'avoir destiné à continuer ses travaux.

Mais, passons cette faute à Xavier Bichat dont nous avons été le condisciple aux leçons du vénérable Daubenton et du jeune Cuvier. Il avait l'âme si grande! *L'Anatomie générale*, son plus beau titre de gloire, a été vendu vingt-cinq louis, et a rapporté près d'un demi-million.

Alibert, sachant par la lecture de Torti, que l'intermittente pernicieuse pèse sur les nerfs plus que sur les vaisseaux sanguins, que par conséquent les endroits où les premiers coups qui sont les plus rudes auront porté, échapperont à toutes les recherches anatomiques, prit le contre-pied de ce qu'avait fait Bichat et composa un livre avec des livres modernes. Il ne suffisait pas à l'obséquieux Alibert d'avoir de l'érudition et une belle plume pour écrire sur un sujet de cette importance. Il aurait dû avant tout être familiarisé avec cette maladie féroce et il ne l'a vue que trois fois à Paris. Deux sujets sont morts malgré le kina.

> . . . . . . Quiconque ne voit guère,
> N'a guère à dire aussi.
>
> LAFONTAINE. *Fable des deux Pigeons.*

Doublet atteste qu'à l'hospice de l'ouest, sur plus de cinq mille malades qui ont été reçus dans l'espace de trois ans et demi, il n'en a pas vu six sur lesquels il ait pu la rencontrer : Aussi les médecins Corses ne font-ils grand cas du *Traité des Fièvres pernicieuses intermittentes*, dont la première édition parut en 1799. « Où en serions-nous, bon Dieu, « disent-ils, nous qui sommes vivement pressés par « tant et d'affreux symptômes, si nous suivions les « préceptes d'un savant continental qui n'a point vu « notre soleil, notre mer, foulé notre sol, respiré « l'air de nos montagnes, essuyé nos coups de vent « et nos averses ! » Les praticiens Corses parlent de la fièvre pernicieuse comme d'un fléau supérieur la plupart du temps à la science médicale, et sur ce préjugé, ils ne s'occupent guères d'en perfectionner le traitement. Le professeur Alibert mérite qu'on lui reproche de n'avoir pas su distinguer la périodique des pays chauds, de celle des pays froids ou tempérés.

Serrons de plus près Alibert et enlevons un peu de l'ivraie qu'il a jetée parmi le bon grain dans le champ de Torti.

ONZIÈME THÉORÈME PRATIQUE.

On peut dans quelques cas à l'aide d'une méthode moins énergique, changer le caractère pernicieux des fièvres pernicieuses intermittentes, et les éteindre ensuite graduellement par l'heureux emploi des fébrifuges indigènes.

« Cette méthode mutatrice qui n'est qu'indiquée « dans l'excellent ouvrage de Werlhof, a été infini- « ment perfectionnée par le professeur Pinel. Chez « plusieurs malades atteints en divers temps de la « fièvre pernicieuse intermittente soporeuse, et trai- « tés par le vin d'absinthe, et des bols faits avec la « poudre de gentiane (*gentiana centaurium*, Linn.), « des fleurs de camomille (*matricaria camomilla*, « Linn.), le nitrate de potasse et le sirop de miel, « il est parvenu à convertir des paroxismes assez « graves en paroxismes ordinaires, ou tels qu'ils se « présentent dans les intermittentes bénignes, et « à les faire disparaître ensuite peu-à-peu. »

La tentative de cette mutation, bien qu'elle ait réussi à la Salpêtrière, couterait promptement la vie aux fébricitants des contrées méridionales.

PREMIÈRE CIRCONSTANCE.

Il peut arriver que le médecin soit appelé au milieu d'un accès caractérisé par les accidens les plus funestes, que le malade soit menacé d'une mort prochaine, parce qu'on aura omis de donner le quinquina; alors, sans doute, le but du médecin doit être de modérer ces accidens, pour prolonger la vie jusqu'au prochain paroxisme, et combattre ensuite la fièvre par les doses prescrites du fébrifuge.

Élaguer les branches sans toucher au tronc serait agir en sens contraire de l'indication. Attaquez plutôt le tronc et sa chûte entraînera celle des branches, commencez par donner le kina en bonne dose et si le malade avait à essuyer un autre accès avant de mourir, ce que vous ne pouvez savoir, vous le sauverez. Les pernicieuses converties en bénignes sont des fièvres qui ont été manquées par le kina, récidives dangereuses à cause des lésions organiques qu'elles amènent consécutivement.

TROISIÈME CIRCONSTANCE.

Les Fièvres pernicieuses intermittentes peuvent se compliquer d'un embarras des premières-voies, qui nécessite l'emploi des émétiques et des évacuans, avant l'administration du quinquina.

Et il nous propose pour modèle l'observation suivante de Pinel.

TRENTE-CINQUIÈME OBSERVATION.

Une femme âgée de 73 ans, éprouva le 22 fructidor de l'an VI, le sentiment d'un froid violent avec faiblesse et lassitude dans les jambes : une demi-heure après il se développa une chaleur intense avec un état soporeux et allarmant, elle fut transportée à l'infirmerie (de la Salpétrière), où des symptômes gastriques déterminèrent l'usage d'un évacuant. Le 23, à deux heures après midi, la maladie se manifeste de la manière la moins équivoque ; sentiment d'un froid très-vif avec tremblement, ensuite chaleur très forte, état soporeux profond, et perte totale de connaissance ; le lendemain l'accès retarda, mais les symptômes furent également très intenses ; le quinquina fut donné à la dose de huit grammes (deux gros); les deux jours suivants, l'accès eut lieu, mais seulement accompagné d'un assoupissement léger; on se borna à administrer du vin d'absinthe; l'état saporeux s'étant encore renouvelé, le quinquina fut administré derechef à la dose de huit grammes (deux gros), et les accès diminuèrent par degré, en donnant le vin d'absinthe; la malade fut radicalement guérie le huitième jour, à compter de la dernière administration du quinquina.

Le médecin de l'hôpital Saint-Louis jeterait un faux poids dans la balance, à Alger.

Nous croyons que le professeur Pinel a guéri de la pernicieuse quelques vieilles femmes de la Salpêtrière, par son traitement préparatoire au kina; mais, nous le répétons avec le docteur Thiou de La Chaume, les pernicieuses de la Corse (et celles de l'Algérie) demandent à être brusquées par le kina. D'ailleurs, c'est sur les sujets jeunes et vigoureux que cette maladie sévit avec le plus de furie. Consumer le temps à mitiger les premiers accès, serait conduire le malade à la mort. Nous voulons même que toute intermittente bénigne, soit brusquée par le kina, comme si l'on avait la certitude qu'elle est une pernicieuse en incubation: les trois observations suivantes vous serviront d'avertissement et de preuve.

TRENTE-SIXIÈME OBSERVATION.

« Je me souviens, dit Werlhof, d'une femme veuve, à peine âgée de 50 ans, qui me rencontrant un soir dans la rue, me pria de venir la visiter le lendemain, parce qu'elle attendait son troisième paroxysme. *Je me suis purgée*, ajouta-t-elle, *avec une médecine que j'ai prise hier au soir*. J'y allai donc le lendemain, et je la trouvai non-seulement dans un profond accès de fièvre, mais encore dans un état d'immobilité et râlant comme une femme apoplectique; il ne fut possible de l'éveiller d'aucune manière : la respiration et le pouls devinrent de plus en plus faibles, elle expira. Pendant le paroxysme précédent, elle avait paru dormir tranquillement; ceux qui étaient présents n'osèrent pas la réveiller; je ne sais s'ils y seraient parvenus ».

TRENTE-SEPTIÈME OBSERVATION.

M. B...., âgé d'environ 70 ans, d'une constitution robuste, après avoir essuyé à la campagne quelques accès de fièvre intermittente tierce d'une nature bénigne, consulte le docteur Voulonne, qui prescrit un minoratif pour le jour libre de la fièvre. Ce remède fait rendre au malade une grande quantité de matières bilieuses. Vers six heures du soir, le frisson revint, la chaleur dura toute la nuit, et l'accès se termina dans la matinée par une sueur abondante. Le lendemain, nouveau purgatif qui opère comme la première fois. Le frisson reparaît à six heures du soir, ainsi que l'avant-veille; mais l'accès est pernicieux. Le malade tombe durant la nuit dans un état apoplectique qui se prolonge jusqu'au déclin de l'accès. Voulonne prescrit sur-le-champ une once de quinquina, à prendre en quatre doses égales, il croyait que l'accès pernicieux était éloigné de trente-six heures. Point du tout : la fièvre devint double-tierce, le frisson reparut le même jour à six heures du soir, dix heures après la première prise du fébrifuge, et cet accès *subalterne* fut bien plus fort que le premier. Il se soutint sans aucune espèce de rémission jusqu'à ce que le lendemain, à l'heure ordinaire, un refroidissement glacial annonça l'invasion de l'accès correspondant en tierce au premier accès pernicieux. Le malade succomba au bout de quelques heures. (*Voulonne*, *Mémoire sur les Fièvres intermittentes*).

TRENTE-HUITIÈME OBSERVATION.

M. X.... , âgé d'une cinquantaine d'années, demeurant à sa terre à quelques lieues de Tours, m'envoya sa voiture de grand matin au mois de septembre, il y a une quinzaine d'années ; à mon arrivée il était au lit sans fièvre, et d'une grande faiblesse. Si je n'eusse pas été renseigné, je n'aurais pas soupçonné qu'il venait de courir le plus grand danger. « Notre malade, me dit son chirurgien, jeune officier de santé, sort d'un troisième accès de fièvre tierce pernicieuse bien caractérisé par les trois stades et dont le symptôme culminant est le coma. — Eh bien ! il faut lui donner à l'instant même six gros de quinquina. — Mais sa fièvre est compliquée. Monsieur X.... d'un tempérament bilieux est sujet à un engorgement du foie pour lequel je lui fais poser, dans cette saison, des sangsues au siège et il s'en trouve toujours très bien ». Là dessus il me montra l'urine, qui était d'un rouge d'acajou et sans le moindre sédiment ; c'était l'urine de la fièvre intermittente pernicieuse non d'une affection du foie. Contrarié de cette opposition, mais considérant que l'accès prochain ne viendrait que le lendemain au soir, et ne voulant pas faire paraître de la dissidence d'opinion devant le malade et son épouse, je pensai, suivant la doctrine d'Alibert que nous avions de la marge, et je laissai poser quinze sangsues au siége. J'eus regret d'avoir cédé.

De retour le lendemain auprès de M. X...., je lui fis prendre moi-même six gros de quinquina. Il était huit heures du matin ; après l'ingestion de l'anti-périodique, la dame me remercia et me promettait de me donner des nouvelles de la médication. Madame, lui répondis-je, je ne puis m'éloigner aujourd'hui de M. X...., j'appréhende une crise cette nuit.

La journée se passa en causeries et le malade sur son lit y prenait part. On eut dit qu'il était en convalescence. A sept heures, M. X.... commence à sentir un refroidissement par tout le corps, et rien ne peut le réchauffer; la déglutition est difficile et bientôt impossible ; le pouls s'affaiblit de plus en plus et finit par s'éclipser; la connaissance se perd; la tête s'incline; la bouche s'ouvre et reste béante; la respiration devient suspirieuse; les yeux s'obscurcissent et se vitrent. Passé minuit la vie se termine dans le râle de l'agonie, sans qu'il y ait eu apparence de réaction. Remarquez que le kina a été donné inutilement onze heures avant l'accès, mais vingt-six heures après la chute de l'accès; c'était trop tard ; la force de la réaction s'étant déjà toute dissipée.

Persuadez-vous que les débilitans tels que les purgatifs ont déterminé la métamorphose des deux intermittentes simples et que la saignée, bien que locale, a avancé la fatalité de la pernicieuse. Quoi qu'il en soit, souvenez-vous toujours, en temps néfaste, de l'oracle de Cos : *Faites tout pour prévenir le quatrième accès.*

Le *Traité des Fièvres pernicieuses*, purgé de ces quelques fautes capitales peut profiter beaucoup aux praticiens de l'Algérie. En somme, le professeur Alibert eut mieux fait de se borner à traduire Torti.

Doctrine de Gianini, *Médecin du Grand-Hôpital de Milan.*

Les Milanais ont plus de sympathie pour les Français que pour les Autrichiens leurs maîtres. Lorsqu'ils étaient nos compatriotes, ils partageaient volontiers notre goût d'innovation, sans toutefois adopter nos idées. Les deux novateurs les plus marquants en médecine sont *Rasori* et *Giannini.* L'un et l'autre aspiraient à être chef de secte. Le premier imagina le *contro-stimulus* qui donnait à l'art la prééminence sur la nature. Il mourut victime de son paradoxe, ayant voulu à 75 ans, se délivrer par l'opium d'un catarrhe suffoquant auquel il était sujet (¹) l'autre entreprit de changer la thérapeutique de la fièvre; maladie qui fait mourir le plus de monde. *Della natura delle Febri e del miglioe metodo di curarle : Milano*, 1805.

Traduit par Heurteloup, premier chirurgien des armées.

Vous croyez sans doute que Giannini ne touchera pas à la fièvre intermittente dont la curation par le kina est un fait accompli.

« Le quinquina est aujourd'hui regardé par tous « les médecins comme un fébrifuge universel qui « guérit radicalement, promptement, sûrement « et heureusement toutes les fièvres intermitten- « tes, en quelque temps de l'année, à quelque « âge, et dans quelque tempérament que ce soit, « et il est maintenant inutile que les médecins se « donnent la torture pour chercher des fébrifuges. » (*Morton*).

Giannini ne conteste point les faits de guérison que les modernes nous ont transmis; mais il n'accepte pas en aveugle leur médication; il pense qu'il y en a eu de plus simple, dont on peut se rendre raison, et c'est sous le rapport de l'explication des remèdes qu'il présente sa méthode comme meilleure.

On entend par la nature d'une chose, les principes qui la constituent. Les principes constitutifs de la fièvre intermittente sont une sensation anormale de froid suivie d'un autre de chaleur excessive qui amène la sueur ; puis le retour périodique de cet acte morbide encore en trois scènes ou périodes.

Partant trois indications à remplir.

1° Conjurer le frisson, 2° enlever l'excès de chaleur, 3° empêcher la périodicité.

1° Le médecin de Milan satisfait à la première indication en donnant une heure avant le frisson qui est signe et effet de faiblesse, un remède excitant, l'opium. C'est par l'opium que les Turcs s'animent aux combats.

2° On remplit une baignoire ordinaire d'eau froide au dégré où elle se trouve naturellement en sortant du puits, en hiver comme en été. Le malade est transporté avant d'être en sueur par deux hommes adroits et intelligents, dépouillé nu, plongé dans l'eau où il reste assis quelques minutes ; quand le fébricitant sort de la baignoire, on le remet dans son lit après l'avoir négligemment essuyé, car un reste d'humidité ne lui est pas inutile. L'immersion froide abaisse l'excessive chaleur que cause la réaction de l'organisme. Si le visage du malade est enflammé, il devient pâle pendant l'immersion. Le pouls qui était fort devient faible ; celui qui était faible a presque disparu. S'il y avait reflux du sang de la périphérie au centre, le pouls devrait croître en force et en plénitude. Le cœur assailli par une quantité extraordinaire de sang, redoublerait d'efforts pour s'en débarrasser, les grosses artères, les carotides, les temporales qui ne sont point plongées dans l'eau, devraient se gonfler et vibrer avec plus de force. Leurs mouvemens comme ceux du cœur, au contraire, deviennent sur-le-champ plus faibles; la plénitude diminue. La théorie du reflux du sang par l'action du bain froid est donc une chimère. Le fait est que l'immersion froide coupe le paroxisme.

3º Mais le monstre n'est qu'enchaîné; vous ne l'avez pas abattu. Eh bien! le quinquina en achève la conquête; il empêche la périodicité. Une paysanne, âgée de 11 ans, avait depuis trois jours une fièvre quotidienne avec l'alternative ordinaire de froid, de chaud, de sueur, et se refusait à prendre le kina; *Giannini* prescrit l'immersion froide qui chaque fois arrête le paroxisme, ainsi que la douleur de tête qui l'accompagnait. Dix accès de fièvre ainsi arrêtés, le médecin voulant en finir, fait prendre dans les jours intercallaires, quelques grains de magistère de quinquina et en trois jours la fièvre disparut sans retour.

Après huit expériences toutes heureuses, de sa méthode sur la fièvre intermittente simple, le médecin fait impunément la même expérience sur l'intermittente pernicieuse.

TRENTE-NEUVIÈME OBSERVATION.

Un jeune homme d'un tempérament robuste, âgé de 26 ans, fut reçu à l'hôpital le 16 septembre, ayant depuis trois jours les symptômes d'une fièvre *sous-continue*, sans indices manifestes de paroxisme ni d'intermittence. Il avait une forte douleur de tête, les yeux enflammés et brillants, les lèvres sèches, la respiration laborieuse par intervalles, la chaleur était brûlante, la peau aride; le pouls à 130 pulsations, *vibrant*, cédant à la compression; il y avait quelques rares soubresauts dans les tendons le jour, beaucoup de confusion dans les idées, et du délire pendant la nuit.

17. Respiration naturelle. La douleur de tête est dissipée, mais il y a grande chaleur à la peau. L'immersion froide est répétée, elle rend le malade parfaitement *apyrétique*. Mêmes remèdes que ci-dessus.

Le soir, on le trouve dans le stade du froid; il subit l'immersion lorsqu'il est dans celui de la chaleur.

18. Le malade est presque *apyrétique*. Il le devient complétement par l'immersion.

20. Convalescent.

L'immersion froide modérant la réaction, coupe

l'accès actuel ; et le kina donné dans le même temps de réaction, n'opère que contre l'accès prochain. Que doit faire le médecin appelé dans la réaction d'un accès dont il ignore l'issue? La closière a été préservée par le kina donné dans la réaction, d'un autre accès qui probablement eut été mortel sans ce fébrifuge. Mme De Lanoue traitée de même n'a pas eu autant de bonheur. Nous continuerons notre pratique d'autant que nous avons deux espèces de griefs contre la doctrine de Giannini. 1° Ce médecin ne croit pas que le kina soit un antidote ; 2° il prétend que la fièvre continue n'est qu'un paroxisme continué de fièvre intermittente. *Ier Vol. pag.* 347.

Cependant la doctrine du médecin Milanais ne doit pas être absolument proscrite. Il y a des circonstances où elle pourrait sauver la vie, par exemple, elle aurait pu être du goût de cette dame qui rejettait le kina pour une hémorrhagie nazale, parce qu'elle ne croyait pas à l'efficacité d'un remède dont elle ne concevait pas l'effet relatif.

Le médecin de Milan n'est pas éloigné de croire que la maladie d'Alexandre était une fièvre intermittente pernicieuse (algide). Le grand conquérant pressé du désir d'entrer promptement dans la Cilicie, accélèra la marche déjà rapide et fatigante de son armée ; il entre en Cilicie, à la tête de ses troupes, couvert de poussière et de sueur ; il se baigne en leur présence dans les eaux froides du Cydnus. Les effets de cette immersion sont ainsi décrits par l'historien : *Vixque ingressi subito horrore artus rigere cœperunt : pallor deinde suffusus est, et totum propemodum corpus vitalis calor reliquit ; expiranti similem ministri manu excipiunt, nec satis compotem mentis in tabernaculum deferunt.* Q. CURT., *Lib.* 7, *Cap.* 5. La réaction s'opère. Le prince recouvre ses facultés intellectuelles et sensoriales avec ses forces ; il se tient sur son séant, et, dans l'attitude du commandement, d'une main il prend la coupe et sable le breuvage que son médecin lui avait préparé, et de l'autre main il lui donne à lire une lettre d'avertissement écrite sous la dictée de la malveillance. *Si parva licet componere magnis*, j'attribue l'intermittente que j'ai essuyée en Corse, aux bains de mer durant les chaleurs de la canicule.

Doctrine de BAILLY *de Blois*.

LA médecine que Bichat avait projetée a de l'attrait pour l'étudiant. Avant l'apparition de ce professeur, *les élèves* assistaient passivement à la clinique, écoutaient les leçons comme des oracles et juraient sur la parole du maître. Aujourd'hui le jeune Esculape visite à loisir les malades, apprécie les symptômes, prend acte du diagnostic qu'il contrôlera à l'amphithéâtre. L'agilité des doigts, la finesse de la vue et une mémoire heureuse lui inspirent de la confiance dans ses investigations pathologiques et anatomiques qui doivent le conduire à la connaissance du siège de la maladie et ensuite aux remèdes appropriés. Assistez à la réception d'un de ces adeptes et vous serez étonné des nouveautés étranges, des assertions énormes que vous entendrez. « Nous n'aurons plus rien de commun avec « les anciens et les modernes. Nous rompons avec « eux. C'étaient des empyriques qui regardaient la « matière médicale comme la partie la plus impor- « tante de la médecine. Le progrès de notre science « ne peut venir que de l'anatomie pathologique et « de la chimie, inconnues à nos devanciers. Ils « inspectaient l'urine, le sang, le lait, les crachats; « nous autres, nous analysons ces humeurs. Les pre- « miers ne faisaient point d'autopsies. La croyance « religieuse où ils vivaient, que les âmes des corps « privés de sépulture erraient mille ans plaintives « sur les bords du Styx, leur faisait un devoir de « ne pas tarder à ensevelir leurs morts. Les derniers « faisaient des autopsies, il est vrai, mais ils ne « s'appliquaient pas à relier les lésions intérieures « aux symptômes. Pour nous une observation « après la mort est incomplète, si l'autopsie y

« manque ou ne nous montre pas le siége de « la maladie. Grâce à l'anatomie pathologique, il « n'y aura bientôt plus de maladies inconnues, pas « même de symptômes disparates. Le médecin, « initié à la symptômatologie par l'anatomie-patho-« logique et les analyses de la chimie, saura recon-« naître les lésions internes aux signes et symptô-« mes qui les manifesteront au dehors en manière « de mouvemens télégraphiques dont il aura l'in-« telligence ».

« Alors la médecine pourra regarder en face « les sciences exactes et tendre la main aux ma-« thématiques ; déjà voyez les conquêtes que la « psycologie et la physiologie doivent à l'anatomie « pathologique aidée de la vivisection. *Fracastor* « croyait que Dieu s'était réservé la connaissance « du cœur humain au physique et au moral ; au-« jourd'hui cet organe nous est parfaitement connu « sous le premier rapport.

« Le temps est venu sans doute de connaître « l'encéphale. Le Secrétaire de l'Académie des « Sciences nous dit : « Le cerveau se compose de « quatre organes particuliers ; le cervelet, siége « du principe qui règle les mouvemens de locomo-« tion ; les tubercules quadrijumeaux, siéges du « principe qui anime le sens de la vue ; la moëlle « allongée, siége du principe qui détermine les

« mouvemens de respiration, et les hémisphères où « réside exclusivement l'âme, source de toutes « les facultés intellectuelles et morales. Espérons « qu'un jour surgira un autre *Guillaume Harvée*, « qui ouvrant le double sanctuaire de l'âme, nous « dira : Le siége de la mémoire était là ; l'imagi- « nation se tenait sur cette éminence et le jugement « en cet endroit ; ailleurs il nous montrera l'em- « placement de la piété, de la bienfaisance, de la « pudeur virginale, etc. Tels les Troyens parcou- « rant le camp des Grecs, après la retraite simulée « de la flotte et de l'armée, disaient entre eux : « c'était là que campaient les Dolopes ; là était la « tente du redoutable Achille : voilà le champ où « tant de combats ont été livrés ; c'était ici que « les vaisseaux étaient à l'ancre (f) ».

« Donnez-moi un jeune homme zélé et intelli- « gent, qu'il suive un certain nombre d'années dans « un grand hôpital la marche et les phases d'une « maladie aigüe, sous la conduite d'un médecin « expérimenté ; qu'il découvre après la mort toutes « les altérations organiques et sache rapporter cha- « cune d'elles aux divers symptômes qu'il a obser- « vés, qu'il soit assez bon chimiste pour apprécier « les changemens intimes que la maladie a apportés « diverses fois dans les élémens des humeurs ; cet « étudiant est déjà compétent pour traiter sans

« maître une autre maladie semblable et en publier « la monographie ; qu'il étudie ainsi successivement « toutes les maladies épidémiques et sporadiques, « il parviendra à composer un traité de médecine, « sans avoir pratiqué avec inquiétude sous sa res- « ponsabilité. Ainsi, l'art de guérir n'est pas long à « apprendre, l'expérience n'a pas besoin de tant de « réflexion, pour être sûre, le jugement est facile. »

En outre, notre jeune confrère connaît toutes les méthodes curatives et il cite une foule d'auteurs dont il n'a jamais lu les prénoms, d'un nom il en fait deux et de deux noms il n'en fait qu'un, il termine en se flatant d'avoir pleinement satisfait ses juges, puisqu'il leur a exposé l'état actuel de la science.

Si vous lui demandez quelle méthode curative il a adoptée, sa réponse ne se fait attendre. Au chevet du lit des malades, il suivra les inspirations thérapeutiques de son génie, (pauvres malades !) écho de *Vanhelmont*, qui se vantait d'avoir reçu d'en haut la mission de guérir.

Bailly, ardent disciple de Broussais, entreprend d'appliquer cette nouvelle médecine aux fièvres intermittentes. (*Traité Anatomico-pathologique des Fièvres intermittentes simples et pernicieuses*. 1825.) Il part de Blois, muni d'un nécrologe en blanc et va passer 1820, 1821, 1822 à Rome où la fièvre intermittente règne toute l'année, dans les salles auprès des mourans et dans l'amphithéâtre de l'hôpital du Saint-Esprit. Nul fébricitant ne succombera sans avoir été contemplé dans ses derniers momens, nulle victime de la fièvre intermittente ne sera rendue à la terre, sans avoir été interrogée sur le siége de sa maladie.

Notre confrère est allé à Rome non pour guérir, mais dans l'intérêt de la science, en vue de mettre d'accord les symptômes avec les lésions viscérales et d'enlever au kina le privilége de guérir la Fièvre intermittente. Il se trompe; jamais il ne pourra soutenir sa prétention. Et d'abord, l'effet mystérieux du kina, ne permettra pas à la médecine de prendre rang parmi les sciences exactes. Encore: l'intermittente présente des symptômes disparates avec les remèdes en apparence les mieux indiqués, les lésions viscérales et la disparité des lésions entr'elles.

Disparité des symptômes avec les remèdes en apparence les mieux indiqués.

Contre-indication de la saignée déplétive au milieu de l'irritation la plus inflammatoire du système *(Home)*; celle des émétiques et des purgatifs dans des vomissemens d'une matière dépravée ou dans des flux analogues. *(Werlhof)*; le danger des acides au milieu de la plus effrayante septicité. *(Ludwig)*;

égal danger des sangsues au siége avant le kina chez les hemorrhoïdaires.

Disparité des symptômes avec les lésions viscérales.

QUARANTIÈME OBSERVATION.

Intermittente aigüe. M. le Comte de ***, pair de France (dont j'étais le médecin ordinaire), âgé de 72 ans, bien portant, venant de sa terre, où il avait été voir pendant quelques instans le curage d'une mare d'eau, arriva à Paris malade, et se plaignant de douleurs vives à la vessie et d'une difficulté d'uriner. Comme il avait eu recours à son chirurgien de temps à autre pour un rétrécissement du canal de l'urêtre, il crut devoir le faire appeler de suite, regardant sa maladie comme un cas chirurgical. On désemplit la vessie au moyen de la sonde, qui pénétra facilement et sans souffrance; puis on posa trente sangsues au périnée pour calmer les douleurs très-vives qu'il ressentait. Le malade avait eu un frisson qui avait duré près de deux heures, et c'est pendant le froid que les douleurs avaient commencé et elles s'étaient prolongées pendant la chaleur de l'accès. Quand la transpiration apparut, toute souffrance cessa; le malade se croyait guéri, et son docteur pensait que l'inflammation était enrayée, lorsque, vers une heure de l'après-midi, le frisson revint comme à l'habitude, et dura une heure de plus, au moins. Le lendemain, les mêmes douleurs à la vessie : on lui prescrivit encore trente sangsues et des boissons gommeuses. Le fils vint alors chez moi me conter la maladie de son père; son inquiétude était extrême; il me témoigna le désir que je vinsse et que je proposâsse de suite une consultation. J'arrivai, je vis le malade et m'informai des causes qui avaient pu produire cette prompte maladie; je reconnus bien vite à ses prodromes qu'il était question d'une *intermittente pernicieuse cystite.* Je proposai de faire immédiatement appeler une de nos notabilités médicales, à laquelle j'expliquai, en présence du docteur qui nous avait précédés et qui avait déjà fait appliquer soixante sangsues en deux fois à 18 heures d'intervalle environ. Nous fûmes tous les trois d'accord sur l'emploi à forte dose de sulfate de quinine; mais il n'était plus temps; un état soporeux et léthargique survint, et le malade mourut vers six heures du matin, n'ayant pu prendre que la première dose. Comme il fut embaumé, l'ouverture de toutes les cavités des viscères eut lieu, *et nous ne trouvâmes rien à la vessie qui put annoncer qu'elle eût été enflammée*, et aucune lésion dans les intestins; seulement on reconnut un peu de sérosité non colorée à la base du cerveau. Il est évident que si, au lieu de sangsues, on eût donné le sulfate de quinine dans la rémission, qui a été assez longue, il y avait le plus grand espoir de guérison. Je cite ce fait, et je pourrais en produire de semblables chez des personnes guéries, qui prouve évidemment que la cause de ces fièvres et leur siége morbide restent encore à déterminer.

Le professeur *Chomel* rapporte qu'il n'a rencontré à l'autopsie aucune lésion chez une femme morte d'une fièvre intermittente, qui tout-à-coup était devenue soporeuse.

Le professeur *Fouquier*, qui eut à traiter à la Charité des fièvres pernicieuses dans le cours d'une épidémie de ces fièvres qui régna à Pantin, dit n'avoir reconnu à l'autopsie aucune lésion appréciable.

(*Statistique Médicale de l'Hôpital Militaire du Gros Caillou, par M. le baron Michel.*)

Pour compléter l'instruction, il eut été bon de faire remarquer que les autopsies où on n'avait rencontré aucune lésion, avaient été faites après les premiers accès d'une fièvre intermittente aigüe.

M. le Comte de*** est le pendant de M* (38e *obs.*); que leur fin soit pour nous une utile leçon. *Principiis obsta.*

Disparité des lésions entr'elles, telle que de l'inflammation avec l'algidité.

QUARANTE-UNIÈME OBSERVATION.

FIÈVRE INTERMITTENTE PERNICIEUSE, ALGIDE.

Séjour à l'hôpital. — Du 11 juillet matin, au 12 *id.* soir.

Autopsie. — Arachnitis, gastro-entérite, splénite.

Intermittente chronique. (Nous donnons le nom de Chronique à l'intermittente qui passe le 4e accès.) Angelo Donni, de Milan, âgé de trente-cinq ans, constitution faible, lymphatique, fabricant de macaroni, entra, le 5 juillet 1822, dans une des grottes de Monte-Testaccio; il éprouva un froid général, qu'il essaya de chasser en buvant sept à huit verres de vin. Il ne put cependant se réchauffer. Il ressentit alors une grande faiblesse, qui fut le symptôme dominant pendant les six jours qui précédèrent son entrée à l'hôpital. Son état était si peu décidément fébrile, que, d'après son rapport, le médecin n'a jamais su lui dire s'il avait eu la fièvre. Il avait un sentiment de douleur général. Il a pris un vomitif et un purgatif, et s'est remis à son travail; mais l'état général de trouble et de mal aise augmentant, ainsi que la faiblesse, le 11 juillet matin il vint à l'hôpital du Saint-Esprit, à pied, soutenu par un homme de chaque côté. Arrivé dans la première salle, où je le vis alors, il s'assit sur un banc et parut se trouver mal. Il se laissait tomber du côté droit; mais l'expression de sa physonomie n'était pas celle d'une personne qui éprouve une syncope. Il y avait dans les mouvemens de sa tête, de ses yeux, quelque chose d'analogue à ceux que produit l'ivresse, et non le laisser-aller produit par la cessation des mouvemens du cœur. On le soutint seulement, et cela se passa; il put ensuite monter plus de trente marches pour se rendre dans la salle de clinique. Quand il fut couché, son état fut le suivant: pouls fréquent, faible; température des cuisses, des jambes, des mains, des bras, froide; langue humide et non rouge : il a pu rendre compte de son état antérieur. Cependant il a prié le médecin d'interroger son camarade qui l'a accompagné à l'hôpital; car, quoiqu'il n'y eût ni délire ni coma, ni syncope, il parut si étourdi, si peu maître de ses idées, qu'il renonça à en rendre compte. Seulement il a assuré n'avoir jamais eu la fièvre. Il n'a pas été à la selle depuis le purgatif; après-midi, il s'est trouvé mal deux fois.

Soir, pouls à peine sensible, angoisses ; extrémités froides, la main gauche plus que la droite : elle est d'une couleur livide. Température du ventre, de la poitrine, presque naturelle ; face pâle, délire, agitation, inquiétude. (Décoction de quinquina, huit onces, extrait de kina, thériaque, de chaque un gros; laud. liq. anod., de chaque vingt grains, émulsion camphrée, vésicatoires aux cuisses.)

Le 12 juillet, à une heure et demie du matin, sueur générale, abondante, mais froide.

Le matin, à la visite, faiblesse toujours la même, pouls insensible aux bras, qui sont froids, ainsi que les cuisses; le ventre est un peu plus chaud, mais il est au-dessous de la chaleur naturelle; pouls à la tête 114. Plaie des vésicatoires pâle, point d'eau sous l'épiderme qui n'est que détaché. Il a toute sa connaissance, mais manifeste une tendance à l'assoupissement. Il ne se plaint d'aucune douleur, le ventre n'est point douloureux à la pression, il n'accuse qu'une grande faiblesse. (Vésicatoires aux bras, kina deux gros dans le vin.)

Un peu plus tard, retour des mêmes symptômes, alternative de délire et d'assoupissement, froid intense général : mort à cinq heures et demie après-midi.

Une demi-heure après la mort, son cadavre était

plus chaud que pendant la vie. *Bailly, (41e obs.)*

Ouverture, quinze heures après. Estomac vivement enflammé entre son grand cul-de-sac et le pylore. Intestins présentant quelques traces légères d'inflammation dans quelques points. Rate en bouillie, lésions qu'on ne soupçonnait pas. Vérifiez à l'amphithéâtre quelques observations, les premières venues, closes à l'agonie, et vous verrez que la plupart du temps, l'autopsie dément ou déborde leurs titres.

INTERMITTENTE PERNICIEUSE, COMATEUSE, CONVULSIVE.

Séjour à l'hôpital. — Du 6 juillet, au 9.

Autopsie. — Arachnitis, céphalite, gastro-entérite, rate diffluente, foie engorgé.

INTERMITTENTE PERNICIEUSE, ÉPIGASTRALGIQUE.

Autopsie. — Ramollissement putrilagineux du foie, gastro-entérite.

INTERMITTENTE PERNICIEUSE, GASTRO-CÉPHALIQUE.

Séjour à l'hôpital. — Du 19 août, au 11 septembre.

Autopsie. — Arachnitis, céphalite, gastro-entérite, splénite, œsophagite.

A mesure que nous avancerons, nous verrons que les médecins de Morée et d'Algérie ne peuvent non plus soumettre la médication de notre fièvre à la médecine rationnelle. La marche insidieuse et le caractère dangereux de cette fièvre, le trouble du système nerveux en même tems que les congestions sanguines obligeront toujours les médecins des contrées Méridionales de s'en tenir à l'empyrisme. Cela posé, chercher à connaître ce qu'est cette maladie, n'est que d'un intérêt secondaire, et nous nous contentons de savoir que les nerfs et les vaisseaux sont les deux gonds sur lesquels elle roule irrégulièrement.

Le médecin physiologiste arrive à Rome avec le fantôme de la Gastrite dont Broussais voulait nous faire une épidémie perpétuelle. Les médecins de l'hôpital Saint-Esprit se plaisaient à mystifier notre compatriote; toutes les fois qu'ils rencontraient la langue sèche, acérée, rouge sur les bords et à la pointe, enduit bilieux; ils l'appelaient pour lui montrer l'enseigne de la Pseudo-Gastrite et l'attendaient plus tard à son retour de l'amphithéâtre pour jouir de son désapointement. Bailly avoue lui-même qu'il a vu une femme dont la langue était rouge comme du sang, guérir d'une intermittente, à sa grande surprise, par le quinquina seul.

D'ailleurs, la douleur à l'épigastre est un symptôme aussi infidèle que l'état de la langue, et d'autres fois l'absence de la douleur à l'épigastre n'entraîne pas celle de la gastrite.

Les guérisons qui s'obtiennent tous les jours, disent assez haut qu'il ne faut plus s'arrêter à ces deux signes mensongers, et pourtant telle est la panique jetée parmi les médecins, que quelques-uns encore estimant qu'il vaut mieux prendre une précaution de trop qu'une de moins, ne prescrivent le quinquina qu'en injection anale.

A Cos, on ne croyait pas que l'effet connu de la maladie en signalât toujours le siége. « Les « médecins qui, quand ils voient du sable dans « les urines, prétendent que la vessie contient des « calculs, se trompent, car c'est le rein qui est « calculeux. » *De affectionibus internis.*

Dans la luxation consécutive du fémur, la douleur se fixe au genou.

Quand la mort survient avant le quatrième accès, l'intermittente ne laisse point de traces appréciables à l'autopsie, non plus que la morphine, avec cette différence dans l'action, que la périodicité inhérente à l'intermittente aiguë la rend susceptible de céder à la vertu du kina ; ainsi que la maladie soit une fièvre rémittente inclinant vers l'intermittente, c'est-à-dire une sub-intrante, ou une affection périodique sans mouvement fébrile, le kina donné avant le second accès qui aurait été mortel, le conjure aussi sûrement que le meilleur contre-poison.

Donnons du jour à la doctrine de l'auteur, *écrivant dans l'air de Rome*. Notre compatriote parle indifféremment de l'intermittente simple et de la pernicieuse ; il a raison. Peut-on donner le nom de simple, de bénigne à une intermittente presque aussi meurtrière que la pernicieuse. Voyez le Nécrologe de l'hôpital de Saint-Jean-de-Latran. Ne vaut-il pas mieux distinguer l'intermittente sous le rapport de la marche et de la durée, en aigüe et en chronique ! là, le danger est instant, ici il est éloigné.

Intermittente aigüe. A l'autopsie on voit que les premiers germes morbides ont atteint des viscères. C'est donc de ce côté que vous devez diriger d'abord vos batteries, et vous pouvez regarder pendant quelque temps la fièvre générale comme une fausse attaque. En effet, que gagneriez-vous à arrêter la fièvre si vous laissiez ces germes en développement. Ainsi, lorsque vous soupçonnerez que des engorgements se forment dans quelques viscères, que des douleurs locales vous indiqueront que ces viscères sont particulièrement affectés, commencez par y éteindre, au moyen d'émissions sanguines, l'irritation qui avance à chaque accès vers l'inflammation, repoussez par des laxatifs (le calomel de préférence), les humeurs qui tendraient à y faire congestion, et vous attaquerez ensuite la fièvre par le kina qui en rompra la périodicité. Hâtez-vous :

Serò medicina paratur
Cum mala per longas invaluere moras. *(Ovide.)*

« Une seule saignée, un seul purgatif, une seule « administration de quinquina, terminaient de « suite la maladie, puisque, par cette combinai- « son de moyens, j'agissais contre tous les élémens « de ces maladies ; je diminuais l'activité de l'in- « jection vasculaire ; je dérangeais les mouvemens « qui allaient s'établir ; je favorisais l'absorption de « ce qu'il pouvait y avoir de vicieux dans quelques « parties d'un organe ou d'un système d'organes ; « enfin, par le quinquina, je stupéfiais la propriété « périodique du système nerveux. La saignée est « d'autant plus utile dans les pays chauds, que « l'effet même d'une température élevée est de pro- « duire une espèce de turgescence, qui tend plu- « tôt à favoriser les mouvemens d'exhalaison que « ceux d'absorption.

« Comment l'estomac déjà si troublé dans ses « fonctions pourrait-il supporter, digérer le kina, « si vous n'appaisiez au préalable son irritation « par la saignée générale ou les sangsues. *Aussi*,

« *arrive-t-il souvent que le fébrifuge est vomi*, *et alors* « *on a fatigué le malade* sans aucun résultat avan- « tageux. Combien de fois dans la grande salle de « l'hôpital du Saint-Esprit, n'ai-je pas vu les draps « ou le plancher couverts de quinquina rejeté. Sur « cent lits, il eut été difficile d'en trouver *dix dont* « *les draps n'en eussent pas été plus ou moins salis.* »

Le kina ne guérit pas à l'aventure ; il a besoin de la méthode qui comprend la formule et l'opportunité, deux auxiliaires qui ont été négligés à l'hôpital du Saint-Esprit. Bailly, nous apprend que le kina y est distribué à tous les fébricitans à la même heure, en même temps que les autres médicamens. Tant mieux pour ceux qui se trouvent à la chûte du paroxisme, tant pis pour ceux qui se trouvent dans le frisson, lors de la distribution du kina. Ils vomiraient de l'eau sucrée ; et puis n'avons-nous pas le sulfate de quinine et d'autres préparations de kina que nous sommes à même d'introduire en tout ou en partie dans le dernier intestin.

« Cependant lorsque les fièvres régnantes ont « une marche rapide, lorsqu'elles sont accompa- « gnées d'accidens qui augmentent avec les accès, « au lieu de chercher à ne combattre que les « lésions locales, se réservant plus tard d'em- « ployer le quinquina, il faut faire marcher en

« même temps ces deux ordres de moyens ; il faut « pratiquer attentivement des saignées, provo- « quer des évacuations alvines et administrer du « quinquina ; de cette manière on combat tout à « la fois et on trouble la marche d'une maladie à « laquelle on ne donne le temps de faire des progrès « dans aucun sens. Mais il faut, en outre, ne pas « perdre de vue que si l'efficacité du quinquina est « telle, qu'elle suffise pour supprimer de suite les « accès, le malade n'en conserve pas moins des « lésions locales dont il peut n'être plus averti par « des symptômes bien évidents, et qui plus tard « lui causeraient des accidens.

« La guérison d'une fièvre intermittente ne date « pas de l'époque où les accès ne reviennent plus ; « elle n'est solide et réelle que lorsqu'elle coïncide « avec l'absence de toute altération qui l'a accom- « pagnée dès le principe. »

Bailly, toujours préoccupé des lésions mortelles qu'il a trouvées dans les viscères aux autopsies qu'il a faites après l'intermittente chronique, ses seules autopsies, craint aussi que la guérison de l'intermittente aiguë ne laisse subsister des germes vivants de semblables lésions ; c'est pourquoi, il ne s'en tient pas au quinquina ; il veut qu'on s'occupe encore d'éteindre par la saignée ces germes éventuels. Torti, pour avoir négligé cette précaution a eu long-temps après sa guérison, une extrême faiblesse dans les jambes.

Si le disciple de Broussais eut été le médecin de Torti, il l'eut guéri mieux que Torti lui-même ne s'est guéri. Il n'aurait pas arrêté tout-à-coup l'accès de fièvre diaphorétique qui fut sur le point de le tuer, il aurait saigné le malade abondamment et à plusieurs reprises, sans toutefois omettre le quinquina. Par cette méthode il eut préservé le médecin Modénais de cette extrême faiblesse. *Risum teneatis, amici.*

On voit que la doctrine de Bailly est assise sur une base flottante. Le novateur a manqué le double but qu'il s'était proposé, d'accorder l'anatomie-pathologique avec les symptômes et de remplacer le kina. En dernière analyse, à quoi ont abouti tant d'autopsies faites à l'amphithéâtre de l'hôpital du Saint-Esprit? A établir la théorie de la mort, que l'auteur expose en cinq tableaux, où le médecin fait accroire à la famille et aux amis du décédé, que la mort (faible fiche de consolation)! a porté plusieurs coups inévitables, tandis que l'anatomo-pathologiste oublieux des premiers paroxismes, imite l'animal domestique qui mord la pierre dont il est blessé, au lieu de s'en prendre à la main qui la lui a jetée.

Mais tel est l'engouement de nos contemporains pour l'anatomie-pathologique que *malgré tout ce qu'il laisse à désirer, cet ouvrage est précieux, parce que l'auteur a recueilli à Rome un grand nombre de faits d'anatomie pathologique.* (Raymond-Faure).

Et si Torti, membre de la Société de Londres, reparaissant parmi les vivans, se présentait avec son livre à l'école de médecine de Paris, sous la présidence de certain professeur, pour être reçu docteur, il serait ajourné, faute d'autopsies. A la vérité le récipiendaire pourrait dire à ses juges :

> Ah! messieurs, vos mépris me servent de louanges,

de même que Phèdre a écrit pour Bailly :

> Nisi utile est quod facimus, stulta est gloria.
>
> *(Fable XVI, liv. III.)*

Cependant le médecin de Blois, réfléchissant sur l'incurabilité des lésions viscérales, s'aperçut que ses autopsies faites sur des sujets qui avaient succombé à l'intermittente chronique, ne pouvaient satisfaire qu'un médecin nécrographe et nullement un thérapeute ; il aurait donc désiré que les porteurs qui déposaient les fébricitans à l'hôpital du Saint-Esprit, l'eussent renseigné sur la date de la maladie ; mais quand même au lieu de ne faire l'autopsie que de ceux qu'il avait vus succomber à une intermittente chronique, il eut anatomisé également des fébricitans morts après quelques accès, l'anatomie-pathologique ne lui aurait pas été plus fidèle. Jusqu'ici il n'a vu que les coups de la mort, à présent il ne verrait pas même ceux de la maladie.

S'il restait du doute dans l'esprit de quelques censeurs qui, pour nous confondre, citeraient des fébricitans morts avec des lésions organiques le lendemain de leur entrée à l'hôpital du Saint-Esprit, nous leur dirions que le nombre des visites n'est pas celui des accès, que beaucoup de fébricitans ont perdu le temps utile dans les prodromes de la périodique parce qu'ils ne se sentaient pas assez malades pour entrer à l'hôpital, qu'ils étaient atteints de la fièvre quand ils s'en croyaient seulement menacés. Objectez-nous encore que le Docteur *Itard* guérit à domicile quelque fièvre périodique, dont le symptôme culminant était l'arachnitis, déterminée avant le quatrième accès, et nous ne serons point confondus : nous prendrons même acte de cette guérison obtenue par le kina, sans émission sanguine, pour démontrer la nécessité d'administrer, le plus promptement possible et avant tout autre remède, le spécifique capable d'enlever les premières racines de la lésion la plus griève. *Sublatâ causâ, tollitur effectus.* Ne consumez donc plus le temps à élaguer des symptômes avec les antiphlogistiques.

Doctrine de M. Roux, médecin en chef de l'Armée de Morée pendant la campagne de 1828.

Le gouvernement français voulant favoriser l'émancipation des Grecs (180,000) envoya une armée de 14,000 hommes en Morée sous le commandement du Lieutenant-Général Maison. L'armée se composait de troupes qui avaient servi en Espagne, ou occupé des garnisons sur nos côtes de la méditerranée. Le temps de l'expédition et l'assiette des camps ne furent pas médicalement aussi bien choisis, peut-être à cause des circonstances de la guerre. Le débarquement se fit le 31 août et plusieurs camps furent assis dans le voisinage des marais. Les Grecs ruinés par les Turcs et réduits à la misère n'avaient point fait de préparatifs pour recevoir leurs libérateurs. Néanmoins nos Français se montraient joyeux à leur arrivée; ils construisaient en chantant des baraques pour se mettre à couvert de l'ardeur du soleil et de la fraîcheur des nuits, augmentée par la rosée du matin ; 30 dégrés de chaleur le soir et 15 à l'aube du jour. Une telle intempérie à la suite d'une longue sécheresse annonçait l'approche de l'intermittente annuelle et l'on devait s'attendre à la voir éclater comme en Corse, à la première averse. En effet des torrens de pluie tombèrent le 18 et le 19 septembre, et le 20 l'épidemie se manifesta. On comptait 149 fièvreux sur les transports le 23 ; l'affluence des malades au camp de la Djalova, à la fin de septembre était si grande que s'élevant, terme moyen, de 25 à 50, elle surpassait certains jours 50 à 60. Les fièvres intermittentes et les phlegmasies des viscères ont constitué l'épidemie au point que les autres maladies étaient intercurrentes. Les fièvres ont paru les premières et se sont offertes depuis le plus léger dégré jusqu'au plus intense. Elles avaient le type de tierces, double-tierces et quotidiennes, ou de sub-intrantes. Les lésions viscérales sont-elles essentielles ou symptômatiques ? Les opinions des médecins sont d'abord partagées. Il est triste de penser que c'est le chiffre des décès respectifs qui décidera tardivement la question.

La fièvre pernicieuse présentait deux ordres de symptômes, les uns sanguins, les autres nerveux, ce qui corrobore notre définition de la fièvre. Le premier ordre se signalait par une irritation soit partielle, soit générale et très-prononcée du système vasculaire sanguin. Dans le second ordre, la fièvre pesait de tout son poids sur le syséme nerveux, le pouls battait à peine jusqu'au coude et le corps avait le plus grand besoin d'être rechauffé. Cette fièvre de deux formes différente enlevait les malades au 3e ou 4e accès, et souvent par l'inexpérience de nos confrères qui attendaient une pleine intermission, pour donner le kina, ne sachant pas que la subintrante doit être traitée comme l'intermittente à laquelle elle se rattache.

Les lésions des viscères du bas-ventre étaient si fréquentes et si opiniâtres que le Dr Faure en témoigna son étonnement par une exclamation. La membrane gastro-intestinale était intéressée dans divers points de son étendue. La phlegmasie s'est bornée dans quelque cas à l'estomac, le plus souvent elle a attaqué ce viscère et une portion de l'intestin, le duodénum, diverses régions du colon, quelquefois la majeure partie de la membrane muqueuse digestive. Les appareils hépatique et splénique ont été fréquemment soumis à l'influence des causes pathogéniques ; tantôt ils en ont reçu une légère atteinte d'inflammation, tantôt leur tissu en a été desorganisé; une chose digne de remarque, c'est la faible proportion des lésions viscérales de la poitrine. Sur 100 valétudinaires renvoyés de Navarin en France, au mois de janvier, deux ou trois seulement se plaignaient de toux, et plusieurs malades affectés de lésions thoraciques se sont relevés d'un état presque désespéré.

Le cerveau et ses enveloppes n'ont pas été épargnés. Le coma, le délire indiquaient que le mouvement du sang s'y portait en même temps que sur les viscères du bas-ventre et à l'autopsie on a trouvé l'arachnoïde enflammée de la sérosité dans le canal vertébral.

Le génie de la fièvre périodique et l'essence des diverses phlegmasies ont fait croire d'abord à l'existence de deux épidemies simultanées.

En conséquence on a attaqué en toute hâte et énergiquement la fièvre par le kina en même temps qu'on s'est occupé de modérer l'irritation qui existait dans le cours des accès.

On voit que la doctrine de Bailly a été importée en Morée, mais elle ne s'y implantera pas. En novembre la différence de traitement ayant fait assez de victimes, le médecin en chef de l'armée éclairé par son expérience personnelle, des entretiens avec les chirurgiens-majors des régimens et sa correspondance avec les médecins des hôpitaux, réfléchit; il sait à présent que les affections régnantes ont frappé d'une manière générale et indistinctement toutes les classes de personnes : officiers, soldats, employés d'administration, domestiques, quels que fussent d'ailleurs l'âge, le tempérament, les soins hygiéniques et même certaines précautions observées par quelques individus dans l'intention très-naturelle de s'en garantir ; il sait de plus que les maladies ont offert à Patras comme à Modon, comme au camp de Coron, et surtout comme au camp de la Djalova les mêmes caractères, le même génie, la même nature, le même siège, enfin que la fièvre a paru avant la diarrhée, la dyssenterie, les lésions viscérales. Ces considérations lui font prendre le sage parti de réunir ses collaborateurs à Navarin, en vue de concerter la fixation d'une méthode thérapeutique. Les débats et la décision de la controverse sont du plus haut intérêt.

Le *Dr Paul.* « La plupart de ces affections, d'une origine à génie intermittent, revêtent fréquemment le type continu ; toutefois, elles conservent des traces de leur type primitif : ainsi l'on remarque des exacerbations avec frisson, chaleur et sueurs, espèces d'accès qui se manifestent à différentes heures de la journée, de telle sorte que les malades n'offrent pas dans leur état d'apyrexie complète.

« La chaleur de la peau, la fréquence du pouls, la soif décèlent l'existence d'une irritation constante dans l'un des appareils organiques les plus essentiels à la vie. L'anorexie, la rougeur de la langue, et, dans quelques cas, des vomissemens coïncident avec le retour du frisson et de la toux. Pourrait-on méconnaître dans ce cas que le siège de ces affections ne se trouve établi dans l'estomac, dans l'intestin et dans la membrane muqueuse des bronches ? On ne saurait considérer ces affections comme des deutéropathies ; ce sont des phlegmasies qui, d'abord aiguës et douées d'un génie intermittent, n'ayant pu être détruites, ont continué d'exister à l'état chronique : de là, des progrès lents, mais considérables, et qui ont entraîné la désorganisation des tissus en proie à l'action des causes morbifiques. »

Le Docteur s'appuie sur deux autopsies récentes qui ont offert nombre de lésions viscérales dans les trois cavités.

« Ces résultats obtenus à l'aide de l'anatomie pathologique, ne permettent-ils pas de penser que la plupart des affections de cette nature, et qui s'annoncent par des exacerbations irrégulières avec fièvre continue, sont réellement dues à l'irritation profonde d'un viscère dont la réaction sur le cœur produit l'accélération du pouls et tous les autres phénomènes pyrétiques ? Dans ce cas, le sulfate de quinine pourrait-il avoir quelque action, et ne se trouve-t-on pas réduit dans le traitement de ces maladies aux ressources de la diététique, bien faibles alors, et dans le vrai rarement efficace ? »

Nous avons vu que l'anatomie pathologique ne jette sur le traitement de la fièvre périodique pernicieuse que de fausses lueurs propres à égarer le médecin. Quel mortel pourrait y résister, si tant de maladies simultanées et mortelles venaient fondre sur sa personne, avec l'indication impérieuse de remèdes énergiques et opposés. Toute périodicité périlleuse, rabâchons-le aux oreilles du jeune médecin, réclame en toute hâte le kina, et l'épilepsie réputée incurable, guérirait aussi bien qu'une hémorragie ruineuse, si au lieu d'être erratique, elle était périodique. Le professeur Dumas de Montpellier, nous en offre un exemple. Que tous les raisonnemens tombent donc devant les faits contraires aux apparences d'une épidemie double.

Le docteur *Raymond-Faure* répond par un extrait des Conférences cliniques de M. Thomasini, dont le texte est une intermittente tussiculeuse guérie par M. Puccinotti :

« Puccinotti a trouvé des traces d'inflammation non équivoque dans les cadavres de certains individus morts à la suite de fièvres intermittentes pernicieuses. Mais, ou ces fièvres étaient plutôt rémittentes qu'intermittentes, ou bien les inflammations dont il parle doivent être considérées comme un effet des accès que l'art n'avait pas réussi à couper. Les phénomènes graves et les désordres multipliés de l'économie, qui sont un produit des accès fébriles et en font partie, occasionnent, immédiatement ou par réaction, des turgescences vasculaires, des congestions phlogistiques, qui, dans un grand épuisement de la vie, peuvent même dégénérer en gangrène. Mais ces dégénérescences n'auraient pas eu lieu si les accès avaient été interrompus ; il n'y a pas de raison de les croire antérieures aux accès ; à coup sûr, leur existence n'est attestée que dans les cadavres de ceux chez qui la fièvre pernicieuse n'avait pu être domptée.

Afin de se pénétrer de l'application que l'on peut faire de ces principes au malade qui donne lieu à ces considérations, M. Tommasini rappelle combien était violente la toux dont chaque accès de fièvre quotidienne était accompagnée ou même formé en grande partie. Cette toux, pendant dix ou douze heures que durait l'accès, avait toutes les apparences d'un symptôme de pneumonie. Il avait craint d'abord que les bronches ne fussent enflammées ; aussi lui parut-il convenable de faire précéder d'une saignée l'administration du sulfate de quinine. Cependant le sang ne présenta aucun indice de condition phlogistique ; la saignée fut parfaitement inutile, puisqu'elle ne réussit ni à prévenir les accès, ni même à modérer la toux. La fièvre cessa par l'usage du sulfate de quinine, et avec elle disparut immédiatement la toux dont il ne resta aucune trace. Or, supposons que, par une prédisposition morbide des veines du poumon ou de la muqueuse des bronches, une rupture de vaisseaux et une hémorrhagie fussent arrivées pendant ces quintes terribles et non interrompues, dans ce cas on aurait eu la pernicieuse hémoptoïque (et probablement même les dangers et les résultats d'une hémorrhagie des vaisseaux pulmonaires) : mais l'hémoptysie et ses conséquences plus ou moins graves, suivant la reproduction plus ou moins obstinée des accès, eussent été des effets ou des dépendances de ces mêmes accès. Imaginons qu'au lieu de cette toux férine chaque accès fébrile eût produit des défaillances dangereuses, ou bien des crampes d'estomac et des spasmes cholériques, soit par des dispositions particulières du malade, soit par une influence secrète des causes productrices de la fièvre, l'on aurait eu, dans le premier cas, une pernicieuse syncopale, dans l'autre un vomissement continu pendant dix ou douze heures, c'est-à-dire l'appareil et les phénomènes de la pernicieuse cholérique. Tout aurait été heureusement dissipé sans aucune suite grave, si l'on avait réussi à couper les accès ; au contraire, le malade aurait péri au troisième accès de la syncopale ou de la cholérique, si le quinquina ou le sulfate de quinine eût été inefficace. Dans tous les cas, on eût eu une fièvre périodique semblable à celle qui donna lieu à ces réflexions ; sauf la forme et le degré supérieur de danger ; c'est-à-dire une de ces fièvres où tous les phénomènes font partie de l'accès, où tout le mal et tout le danger consistent dans cet accès. Quand le quinquina a coupé le refrain, pour ainsi dire, de la périodicité, et que l'accès ne se reproduit plus, il n'est pas croyable qu'il laisse à sa suite quelque lésion dans les viscères qui ont été tourmentés. Enfin, si, chez le malade qui est mort par suite d'une fièvre qu'il a été impossible de couper, il existe des congestions et des dégénérescences dans les organes internes, M. Tommasini les regarde comme produites par les accès, et se croit autorisé à penser que ces altérations qui, une fois formées, ne suspendent jamais leur cours, auraient produit une maladie et une fièvre continue, si la vie du malade avait pu durer plus longtemps. »

M. *Raymond Faure* cite une de ses observations comme un exemple de mauvaise médication par l'omission du kina :

« Le 3 Août, on me pria d'aller voir un Grec malade depuis trois jours : il demeurait au faubourg de Modon, dans un café construit en planches, où il était garçon. C'était un homme de 35 ans à peu près, bien constitué. Il avait de la fièvre, avec mal de tête, soif, malaise général. Je lui prescrivis la diète et une boisson délayante légèrement acidulée. »

« Le lendemain j'y revins à la même heure, c'est-à-dire vers la chûte du jour. Voyant que son état n'avait pas changé, et qu'il avait encore de la fièvre avec une face animée, quoique la langue fût assez belle, je lui prescrivis une saignée du bras de douze onces, qui fut faite tout de suite. Le sang, resté rouge, fut aussitôt uniformément coagulé et collant au vase. Je vis le malade une heure après; il n'éprouvait aucun soulagement.»

«Ne pouvant bien m'expliquer avec les gens de la maison, j'y retournai le lendemain matin pour voir si la fièvre était continue, s'il n'y avait pas d'intermittence. Le malade avait la fièvre tout comme la veille au soir; il y avait eu un peu de délire la nuit et point de repos. Il était près de huit heures. Il y avait du malaise vers l'épigastre : j'y fis appliquer 24 sangsues, après avoir percuté la poitrine, que je trouvai sonore. Cet homme avait des forces : il s'assit sur son lit et se serait levé si c'eût été nécessaire. Je prescrivis qu'on laissât couler le sang toute la journée. Vers une heure on vint me dire qu'il était très faible et qu'il se sentait très mal. J'ordonnai qu'on arrêtat le sang qui coulait des sangsues, promettant d'y aller le soir. J'y allai, en effet, avant sept heures; mais cet homme était mort depuis trois heures après-midi (5 Août). Cette mort prompte me surprit; et l'absence des symptômes d'entérite aiguë me porta à croire que ce malheureux avait succombé à une fièvre intermittente ou rémittente pernicieuse, malgré que mes efforts pour être témoin d'une intermittente ou d'une rémission eussent été inutiles. »

Le docteur Vallette, chirurgien-major du 42e régiment, se montre encore plus positif pour le kina et contre la saignée.

Mr Roux : « Des caractères d'irritation hépatique duodénale ont été fréquemment observés à Patras pendant tout le cours du mois de novembre ; est-ce suffisant pour désigner cette affection sous le nom de duodeno-hépatique ? »

« On a recouru, soit à la phlébotomie, soit aux applications de sangsues, mais avec mesure, suivant que les marques de turgescence sanguine ou de commotion du système vasculaire sanguin étaient plus ou moins prononcées. L'expérience a en effet promptement démontré que les émissions sanguines générales et locales ne se bornaient pas à diminuer les forces, mais qu'elles les ruinaient, tant elles agissaient promptement d'une manière nuisible. En effet, la débilité profonde des malades, seulement après quelques accès de fièvre, la lenteur des digestions pendant la convalescence, l'infiltration surtout très-prompte du visage, des jambes, des pieds, et parfois des cuisses, le prouvaient assez.

L'expérience a de même promptement démontré, relativement à la saignée capillaire, que l'emploi des sangsues, dans les maladies régnantes, n'était rien moins qu'indifférent. Les sangsues dans ce pays, font des piqûres profondes ; l'émission sanguine est copieuse, l'écoulement difficile à arrêter, et il en résulte une impression très-défavorable sur les systèmes nerveux et lymphatique.

L'administration du sulfate de quinine, si impérieusement indiquée dans le traitement des fièvres intermittentes, a été couronnée du plus grand succès durant le cours dc l'épidémie. A l'État-major général, où presque tous les officiers, ainsi que leurs domestiques, ont été atteints de l'épidémie fébrile, la réussite a été complète : elle eût été aussi heureuse et aussi constante chez nos soldats, si l'on avait pu employer ce précieux remède d'une manière aussi prompte et aussi méthodique.

Ce médicament héroïque a suffi d'ordinaire pour combattre fructueusement les fièvres intermittentes que nous avons observées ; cependant il a été utile quelquefois de l'associer avec le quinquina en poudre ; ces remèdes ont triomphé même quand il existait encore, durant l'intervalle apyrétique, des traces d'irritation dans les voies digestives.

Les antiphlogistiques variés, tels que les boissons mucilagineuses et acidulées, tels que la saignée générale ou locale, répétée suivant l'exigence des cas; les ventouses scarifiées, les cataplasmes et les fomentations émollientes, enfin les clystères appropriés, remèdes si nécessaires pour combattre les diverses phlegmasies, et en particulier celles du tube alimentaire, ont eu l'efficacité que l'on pouvait désirer. Toutefois, l'action de ces remèdes n'a pas été aussi suprême que celle des fébrifuges dans la cure des fièvres périodiques. »

Le médecin en chef de l'armée en infère que l'épidemie étant une dans son principe, la médication des premiers accès de la fièvre périodique pernicieuse doit être une, et persuadé que les revers sont aussi instructifs que les succès, il rapporte, à l'imitation du Dr Faure, une observation de périodique subintrante, où la mort fut occasionnée par les sangsues qui se gangrénèrent, ou plutôt par le retardement du kina.

« R., âgé de 22 ans, canonnier au 8e régiment d'artillerie à pieds, d'un tempérament bilieux-sanguin, d'une forte constitution, entra à l'hôpital militaire de Navarin le 19 novembre 1828. Ce militaire, malade depuis trois jours, se plaignait d'éprouver une forte céphalalgie, de douleurs vives dans l'abdomen, et qui augmentaient par une pression même légère; l'hypocondre droit était plus sensible encore que le reste du bas-ventre : altération des traits du visage ; teinte de la peau ictérique, œil triste, langue humide, mais rouge sur les bords, couverte au centre d'un enduit visqueux et jaunâtre ; peau chaude et rude au toucher, pouls fréquent, moins cependant qu'il ne l'est d'ordinaire dans les phlegmasies de l'abdomen. (*Saignée de bras de 8 onces.*)

Le 20, apposition de 12 sangsues sur l'hypocondre droit, siège des plus fortes douleurs.

Le 21, soulagement très-marqué, céphalalgie plus modérée, moins forte ; idées plus nettes, douleurs de l'abdomen moins vives ; état général du malade plus satisfaisant. (*Diète, limonade gommeuse, cataplasmes émollients, demi-lavement.*)

Le 6e jour, amélioration tellement prononcée, que R. semble toucher à la convalescence.

Du 25 au 30 novembre, R., mis d'abord à l'usage de simples bouillons, ensuite du riz au lait, du vermicelle ; on lui permit quelques soupes légères.

Le 30, au soir, recrudescence des phénomènes morbides ; état plus alarmant que le précédent, délire ; sorte d'abattement, pouls plein, fréquent, développé ; aspect terreux de la face, yeux tristes, pupilles très contractées. (*Diète, limonade gommeuse, vésicatoires à la partie interne des mollets.*)

Le 1er et le 2 décembre, même état à peu-près ;

de temps à autre, toux qui se manifeste convulsivement.

Le soir, à la chute du jour, nouveau paroxisme: contraction spasmodique des muscles masséters et temporaux, qui rend impossible l'écartement des mâchoires: pouls dévéloppé, peu fréquent. Les piqûres des sangsues suppurent; le produit de cette sécrétion morbide a une odeur infecte, cadavérique; selle séreuse. (*Eau de riz gommeuse; pansement des petites plaies avec l'eau-de-vie camphrée.*)

Le 3, le malade a recouvré la connaissance; toux sèche se manifestant par intervalles; il déclare n'avaler qu'avec une extrême difficulté et avec douleur les liquides; continuation de la diarrhée. (*Diète; eau de riz gommeuse, six grains de sulfate de quinine combiné avec un grain d'extrait gommeux d'opium; cataplasme au cou.*) Pansement des vésicatoires avec la pommade épispastique.

Même état le soir; on a en trois fois administré la potion fébrifuge pendant la rémission: il y a eu une légére somnolence.

Le 4 et le 5, mieux sensible; la toux et la douleur de l'œsophage fatiguent toujours le malade. (*Même traitement.*)

Le 6, continuation de la diarrhée, (*Riz au lait; même boisson; clystère émollient avec 15 gouttes de teinture d'opium.*)

Le 7, mieux sensible.

Le 8 ; état général plus satisfaisant ; toutefois, extrême débilité ; voix rauque, éteinte. (*Bouillon, eau de riz gommeuse, potion antispasmodique du formulaire.*) Le malade se trouve bien de cette potion.

Le 9, mieux-être. (*Même traitement.*) Le soir, à l'examen des piqûres, on remarque qu'elles sont profondément ulcérées ; le bord des ulcérations est coupé à pic ; il y a commencement de gangrène, avec décollement de la peau correspondante ; voix toujours rauque ; déglutition pénible et douloureuse ; continuation de la diarrhée, (*Même traitement.*) Pansement avec une solution résolutive camphrée.

Augmentation de la débilité pendant les journées du 10 et du 11 ; elle devient extrême par l'épuisement que cause la diarrhée. Le malade vomit tout ce qu'il prend ; on excite le vésicatoire : tout annonce une fin prochaine, qui a lieu le 12, à 11 heures du soir.

Au mois de février l'épidémie avait cessé, on ne voyait plus que des périodiques intercurrentes, mais qui avaient le caractère et les rechutes de même gravité, parce que tous les médecins n'étaient pas revenus à la méthode moderne si féconde en succès et différenciaient encore la rémittente de la sub-intrante.

Vers la mi-mars l'armée rentra en France, l'émancipation des Grecs était conquise, elle nous avait coûté 915 fiévreux, en cinq mois et demi, le chiffre des blessés eut été insignifiant, sans l'explosion de la poudrière de Navarin, que fit sauter un coup de tonnerre. La mesure qui fut prise en novembre de renvoyer les convalescents au pays, nous conserva un grand nombre de soldats. Les raisons prépondérantes alléguées par le médecin en chef, méritent d'être appréciées.

» Les fièvres intermittentes se sont développées » non-seulement avec un caractère très-grave chez » plusieurs soldats, mais encore se reproduisent » chez les mêmes individus avec une opiniatreté » rebelle à tous les remèdes qu'on peut leur op- » poser.

» La situation de ces malades est telle que l'on » ne conserve aucun espoir qu'ils se rétablissent » prochainement, et l'on peut craindre qu'ils ne » succombent en grande partie, si on ne recourt » au moyen le plus essentiel et même le seul posi- » tivement efficace pour obtenir un résultat si » désirable, le changement de lieu, retour en » France. Devenus valétudinaires à force de rechu- » tes, les convalescents tombent dans la nostal- » gie, et l'intempérance achève leur perte. »

Dans son allocution aux médecins qu'il laissa

près la brigade d'occupation, le médecin en chef recommande comme une disposition testamentaire, d'avoir toujours présente à la pensée l'épidémie de fièvres intermittentes qui a régné au milieu d'eux, surtout au camp de la Djalova et à Patras, remarquable par ses caractères propres, par son génie spécial, par sa nature éminemment grave qui s'est développée soudainement, sans que l'on dût s'y attendre, sous un ciel en apparence clément, dans un air en apparence très-sain, très-pur, et dans le vrai, *perfide.*

La Grèce est réellement sous un climat qui en fait le siège des fièvres sub-intrantes. Ces fièvres sont celles que les observateurs contemporains ont observées dans la Grèce et les mêmes qu'Hippocrate avait décrites. « La Grèce antique et la Grèce » moderne, dit l'interprête d'Hippocrate sont, à 22 » siècles de distance, affligées par les mêmes fièvres; » et cela prouve que les conditions climatologiques » n'y ont pas essentiellement changé, car, l'homme » qui en est un des réactifs les plus sensibles, y donne » aujourd'hui comme alors la même réaction. (g) »

Ne vous en prenez donc de vos revers, qu'à l'enseignement trop restreint qui vous a été donné. Le vésuve est sujet à des éruptions terribles et lorsqu'elles arrivent avec des détonations, les habitans voisins ne disent point que le volcan est *perfide.*

HIPPOCRATE.

On ne devine rien en médecine, tout s'apprend par la pratique au préjudice des malades, ou par la tradition. Si vous débarquiez dans une île où sévirait une épidémie annuelle, d'un caractère à vous inconnu, ne vous empresseriez-vous pas de consulter les médecins les plus accrédités du pays, et, à leur défaut, d'ouvrir les livres qu'ils auraient laissés à leurs successeurs ? Comment se fait-il que les thérapeutes de Paris et de Strasbourg, allant pratiquer en Morée dont le climat est si différent du leur, n'aient pas comblé la lacune de leur expérience personnelle par des lectures, qu'ils n'aient pas consulté sur les lieux, le 1er et le 3e livres des Épidémies dont la succession nous reste ouverte à tous depuis plus de deux mille ans ? Dans les sciences, personne n'est censé ignorer les travaux de ses devanciers, et les morts vivent dans leurs écrits. Trois raisons spécieuses détournaient les nouveaux débarqués de consulter le père de la médecine.

1° Le professeur *Broussais* avait tant décrié, tant méprisé le divin vieillard, il avait rendu la pratique médicale si facile dans ses leçons fallacieuses sur le siège et la thérapeutique de la fièvre intermittente pernicieuse, que ses disciples ne voulaient point d'autre maître et même débordaient sa doctrine.

2° Les adeptes de *Bichat*, trop fidèles à sa recommandation, n'avaient entre les mains que les livres du professeur Alibert et de Bailly; or, ces auteurs contemporains ne parlent point de la fièvre sub-intrante.

3° Hippocrate ne dit rien de la fièvre intermittente dans ses Épidémies, il ne connaissait point le kina.

Qu'entendez-vous par fièvre intermittente ou plutôt périodique? voulez-vous dire une fièvre qui a des accès réguliers dont chacun se termine par une intermission complète jusqu'au retour d'un autre accès à une heure correspondante? d'accord: vous ne trouverez point de périodique de cette couleur dans les 1er et 3e livres des Épidémies, et vous conviendrez que nous n'aurions pas grande obligation à l'antiquité, si elle ne nous eût conservé que des périodiques d'une allure aussi franche. Quant à la fièvre continue formant un seul accès de même force depuis l'invasion jusqu'à la solution, il n'en doit pas être question. Reste une autre fièvre nommée remittente. Ce nom est captieux, il ne dit pas à laquelle des deux autres fièvres appartient la remittente. Le nom de fièvre sub-intrante lui convient mieux, parce qu'il y a toujours plus ou moins de fièvre avec périodicité en redoublemens tierces ou doubles-tierces.

Le chef de l'école de Cos, héritier de la pratique de ses ancêtres, médecins de génération en génération, est le premier qui ait publié des observations. Il les choisit parmi les plus grandes maladies, celles qui exigent le concours de l'art et de la nature. Dans cette vue, il n'avait garde d'omettre, dût sa réputation en souffrir, la fièvre périodique pernicieuse endémique en son pays et plus meurtrière que la peste, avant la découverte du kina. Ce noble désintéressement, tandis que la plupart des médecins-écrivains se recherchent, ne satisfit pas Asclépiades, médecin de Cicéron, qui comptant trente-deux décès sur dix guérisons dans les 1er et 3e livres des Épidémies, livres authentiques, appela les Épidémies *une contemplation sur la mort*, et pourtant le père de la médecine pouvait-il, vû le manque de kina, mieux faire que d'imiter en quelque sorte, les guérisseurs de Babylone qui exposaient sur les places publiques et à l'entrée des temples, les malades en danger pour inviter les passans à dire ce qu'ils avaient vu d'utile dans des cas semblables ?

Gloire au Dr *E. Littré*, disciple de son père ! il lui était réservé de nous expliquer ces deux livres des Épidémies. Il est le passant qui a dit ce qu'il avait vu d'utile à une classe de malades en danger, exposés sur la place publique, à l'entrée de l'école de Cos. *François Torti*, nous avait appris que le kina donné au déclin des redoublemens périodiques de la sub-intrante bénigne ou pernicieuse, guérissait cette fièvre aussi-bien que l'intermittente, donné à la fin des accès. Mais la secte des novateurs qui veut tout devoir à elle-même, a rejeté ce progrès de la médecine, et a considéré la sub-intrante comme une fièvre remittente qui relève plus de la fièvre continue que de l'intermittente, et la sub-intrante n'a plus été qu'une maladie secondaire. L'interprête des Épidémies, y a découvert et marqué seize cas de sub-intrante, fièvre périodique pernicieuse, en tierce ou double-tierce, sous les noms ambigüs de *causus*, de *lethargus* et de *phrénitis*, dont quinze pour le moins devaient être funestes, le kina ne pouvant y venir en aide à la nature. Ces quinze décès inévitables supprimés, restent dix-sept revers sur dix guérisons.

Hippocrate a vu avec l'œil de l'entendement les lésions viscérales ; il savait par les symptômes qu'elles étaient plus fréquentes à l'abdomen qu'aux autres cavités splancniques, consécutives à la fièvre, et par conséquent qu'il fallait s'occuper d'abord de la fièvre et l'attaquer du côté de la périodicité.

Les novateurs ont cherché dans l'anatomie pathologique le siége du mal et l'indication du remède. L'autopsie a pensé les faire tomber dans la fièvre typhoïde ou la dothinenterie, et leur a suggéré l'indication des anti-phlogistiques.

Les médecins du Nord, s'ils vont de plein saut pratiquer au Midi, se figurent que la périodique pernicieuse a partout la même marche et la même physionomie, qu'elle ne différait de la nôtre dans le temps de l'expédition en Morée, que par un plus haut degré d'intensité et une activité plus vive, qu'il n'est point d'accès qui n'ait trois stades et ne soit séparé du précédent et du suivant par une pleine intermission, qui soit mortel dans les prodromes, point de rechûte qui tue dès son premier acte ; ils ne conçoivent pas que la peau se gangrène ailleurs qu'aux endroits comprimés, que le *psora labialis* ne soit pas toujours un signe favorable. Ils prennent leur temps, font vomir ou saignent suivant la turgescence bilieuse ou la plénitude du pouls, appréhendant moins de faire une saignée intempestive que de donner le kina avant que la fièvre ait cessé.

Bref, ces nouveaux praticiens de Morée étaient aussi dépaysés au lit des fiévreux que s'ils passaient de la lecture des 1er et 3e livres des Épidémiques à celle des Observations du professeur Andral.

Une telle temporisation laisse le plus souvent mourir, parce que les périodiques estivales des pays chauds sont séparées de celles des pays froids par un abîme. Le docteur *Gerbard* de Philadelphie, avait fait ses études médicales dans la première école de France. De retour en Amérique, il se mit à traiter la fièvre périodique en été à l'instar de Paris, il sentit bientôt la nécessité de faire la médecine du climat. Le décédé suivait de près le décédé. Les jeunes médecins anglais qui ont lu dans leur pays les deux livres des Épidémies, ont connu d'avance la marche et la physionomie de cette fièvre pernicieuse aux Indes. Le livre de M. J. Clark (*Observations on the diseases in long voyages too hot countries.* London, 1773), celui de M. W. Twining (*Clinical illustrations etc.; of the more important diseases of Bengal, with the result of an inquiry into their pathology and treatment*, Calcutta, 1835), et d'autres, sont remplis d'observations semblables. L'anatomie pathologique ne leur a pas plus servi qu'au père de la médecine et au médecin de Modène. Les tableaux qu'ils nous en ont envoyés du Bengale et de Calcutta semblent avoir été d'abord esquissés à Cos, et les observations qui nous viendront des parties méridionales de la Chine porteront sans doute le même cachet.

Le docteur *Littré* nous a fait voir que si les fièvres pernicieuses du Nord sont à une aussi grande distance de celles du Midi, ces dernières ne sont séparées les unes des autres que par une nuance ; elles ont toutes un air de famille et marchent d'un pas égal.

Considérez la léthalité, l'étendue et la fréquence de la sub-intrante dans les contrées brûlées par le soleil, et vous verrez qu'Hippocrate nous a dépeint cette fièvre avec tant de vérité que nous la reconnaissons telle qu'elle a été depuis son siècle jusqu'au nôtre, qu'enfin c'est lui qui nous a enseigné de ne pas nous arrêter à en élaguer les symptômes, mais de l'attaquer en toute hâte par une médication perturbatrice qui rompe sa périodicité, et vous apprécierez mieux ce que vous devez à ce premier et grand médecin. « N'exaltons pas les anciens au détriment de nos contemporains, direz-vous ; nous avons aussi des hommes de génie, Bichat, Broussais, etc., etc. »

« Eh bien ! qu'ils relient leur génie à celui des hommes *séculaires*, expression de *Morgagni*, et la postérité confirmera peut-être le titre que nous avons donné à notre siècle. »

L'isolement nuit au progrès, et le commerce le favorise. Nous voyons plus loin que nos devanciers, parce que nous sommes montés sur leurs épaules, disait *Fontenelle*.

EXEMPLES.

Histoire du premier malade des Epidémiques.
Liv. 1. sect. 3.

Philiscus, qui demeurait auprès des murs, se mit au lit dès le premier jour de sa maladie. La fièvre fut aiguë, avec sueur, et la nuit laborieuse.

Le second jour, il eut un redoublement. Il se trouva ensuite un peu mieux d'un lavement qu'on lui donna sur le soir, et passa la nuit assez tranquillement.

Le troisième jour, il parut sans fièvre depuis le matin jusqu'à midi. Vers le soir, il eut une fièvre aiguë, avec sueur: sa langue était sèche; il était altéré; il rendit des urines noires. La nuit fut mauvaise; il ne dormit pas: il eut un délire complet.

Le quatrième jour, il eut un autre redoublement; les urines étaient encore noires; la nuit fut meilleure, et les urines parurent d'une couleur moins mauvaise.

Le cinquième jour, vers midi, il coula des narines quelques gouttes de sang pur: les urines furent variées, inégales, sans sédiment: on y observait seulement des suspensions rondes, dispersées, semblables à l'humeur génitale. Un suppositoire lui fit rendre quantité de matières flatulentes : la nuit fut bien laborieuse ; il dormit peu ; il parla beaucoup et avec délire : toutes les extrémités devinrent froides ; la chaleur n'y revenait plus. Il rendit derechef des urines noires ; il dormit peu : vers le commencement du jour, la voix lui manqua ; il eut une sueur froide : les extrémités devinrent livides.

Le sixième jour, vers midi, il mourut.

Durant tout le cours de sa maladie, la respiration avait été entrecoupée, rare et grande, la rate s'était élevée en tumeur ronde ; il eut des sueurs froides jusqu'à la fin, et des redoublemens en jours pairs.

Histoire du troisième Malade des Épidémiques. Liv. 3, sect. 3.

Pythion, qui demeurait à Thase, au-dessus du Temple d'Hercule, après bien des travaux, des fatigues et de mauvais alimens, fut saisi d'un grand frisson, suivi d'une fièvre aiguë ; sa langue était aride et bilieuse ; il était altéré, et ne dormait point ; les urines étaient noirâtres avec suspension, sans sédiment.

Le deuxième jour, vers midi, les extrémités devinrent froides, principalement la tête et les mains ;

la parole lui manqua ; il fut muet ; sa respiration fut courte pendant un certain temps ; après quoi, la chaleur revint : il fut altéré ; il dormit pendant la nuit ; il sua peu autour de la tête.

Le troisième jour, il fut assez tranquille ; vers le coucher du soleil, il eut un petit refroidissement ; la nuit fut turbulente et laborieuse ; il ne dormit point ; il rendit quelques excrémens compactes.

Le quatrième jour, il reposa dans la matinée ; vers midi, tout redoubla ; il eut un refroidissement, la voix lui manqua de nouveau ; il se trouva plus mal ; la chaleur revint, il rendit quelque temps après des urines noires avec suspension ; la nuit fut tranquille ; il dormit.

Le cinq, il parut mieux : il ressentit cependant une pesanteur douloureuse au ventre ; il eut soif, la nuit fut mauvaise.

Le sixième, il fut tranquille dans la matinée : mais vers le soir, les douleurs augmentèrent ; il eut un redoublement ; on lui fit prendre un lavement qui le fit aller convenablement à la garde-robe ; il reposa la nuit suivante.

Le septième jour, il eut des nausées, de l'agitation ; son urine était huileuse ; la nuit fut bien mauvaise ; il délira et ne dormit point.

Le huitième, il dormit un peu dans la matinée ; bientôt après, le refroidissement revint ; la parole lui manqua ; sa respiration fut courte et petite : vers le soir, la chaleur reparut ; il délira ; il fut un peu mieux au point du jour ; ses déjections étaient pures, modiques et bilieuses.

Le neuvième jour, il était assoupi ; et lorsqu'on l'éveillait pour l'exciter, il se plaignait de nausées et d'altération : vers le coucher du soleil, il se trouva bien mal ; il déraisonna ; la nuit fut mauvaise.

Le dixième, il perdit la parole dans la matinée ; il eut un grand refroidissement ; la fièvre fut aiguë ; il sua beaucoup ; il mourut. Les redoublemens arrivaient en jours pairs.

Commentaire sur l'histoire du douzième malade des Épidémiques. Liv. 3, sect. 3.

Une fille de Larisse fut saisie d'une fièvre aiguë, ardente ; elle eut des insomnies et de la soif ; sa langue était fuligineuse, aride ; ses urines avaient une bonne couleur, mais elles étaient tenues.

Le second jour fut très-laborieux ; elle ne dormit point.

Le troisième jour, elle alla beaucoup à la garde-robe ; ses déjections étaient aqueuses ; cette diarrhée continua les jours suivants ; elle en fut bien soulagée.

Le quatrième jour, elle rendit une petite quantité d'urine tenue, avec une suspension qui ne se précipitait point au fond du vase ; vers la nuit elle entra dans le délire.

Le sixième jour, il lui survint une abondante hémorragie du nez ; elle eut ensuite un léger frisson qui fut suivi d'une sueur copieuse, chaude, universelle ; la fièvre cessa ; elle fut jugée.

Ses règles parurent pour la première fois pendant la fièvre, et après qu'elle fut jugée, car elle était vierge ; elle avait des maux de cœur continuels ; elle frisonnait ; la couleur de son visage était rouge, elle avait de la douleur aux yeux, et de la pesanteur à la tête ; elle n'eut pas de rechûte ; elle fut parfaitement jugée ; les accès arrivèrent les jours pairs.

Aux Indes le commencement des fièvres subintrantes est généralement marqué par de la langueur, de l'oppression à la région précordiale, de la débilité et par cette combinaison particulière de lassitude, de douleur, d'anxiété et de frisson affectant la tête et le derrière du cou. Cette douleur du cou ne manque pas non plus aux observations d'Hippocrate, Ier Livre, Observation II. « Le malade commença à souffrir dans les lombes. Il eut de la pesanteur de tête et un sentiment de tension dans le cou. » Observation IV. « Les douleurs de la tête, du cou et des lombes sont signalées. Le même symptôme est indiqué dans les mêmes termes. » Obs. V. « Même symptôme dans les Obs. XIII et XIV. Dans l'Obs. IV, troisième Livre, deuxième série et dans l'Obs. XIV, cette particularité symptômatique appartient à la sub-intrante dans les pays chauds à-peu-près comme la céphalalgie sus-orbitaire à notre fièvre typhoïde ; elle montre d'une manière frappante l'identité des fièvres des Épidémiques, avec celles des pays chauds, car plus le phénomène est spécial et d'une observation délicate, plus la coïncidence est convaincante.

1° Le gonflement des hypocondres ;

2° La sécheresse de la langue au premier ou au second jour ;

3° La douleur de la partie postérieure du cou ;

4° L'apyrexie imparfaite, tantôt courte tantôt longue ;

5° Le refroidissement du corps et des membres, les sueurs froides et la lividité des extrémités, appartiennent en propre à la périodique pernicieuse dans les climats brûlants. Citons un exemple du symptôme le moins connu.

QUARANTE-DEUXIÈME OBSERVATION

Sur la douleur de la partie postérieure du cou, l'un des symptômes primitifs de la fièvre périodique pernicieuse dans les pays chauds. (Τραχήδου πόνος.)

M. De la Cannorgue, 47 ans, tempérament bilieux, capitaine au 3e léger, fut atteint de la fièvre tierce à Alger, au mois d'octobre 1841. L'accès commençait à huit heures du matin et finissait à 6 heures du soir. Le stade de froid durait presque tout le temps de l'accès et avait pour symptôme culminant une vive douleur à la nuque, il semblait au malade qu'on lui comprimait le cerveau. Ses yeux étaient douloureux et obscurcis. Le corps ne se réchauffait que vers la fin de l'accès et se couvrait alors d'une légère sueur. Telle fut la marche de cette fièvre qui sembla céder au sulfate de quiquine, après avoir fait cruellement souffrir pendant quinze jours.

Au mois de novembre le capitaine obtint un congé de convalescence et se rendit dans ses foyers à Apt, (Vaucluse).

Cependant, la fièvre ne tarda pas à récidiver et la douleur du cou se fit sentir de nouveau au commencement de chaque accès, ce qui détermina M. De la Cannorgue à se rendre (mois d'août 1842), à

Montpellier, pour consulter M. *Serres*, l'un des professeurs de l'École de médecine.

La région postérieure du cou formait gibbosité et était devenue douloureuse au toucher, dans certains momens sans qu'on y touchât. Il existait des symptômes de gastralgie bien prononcés, plus des mouvemens nerveux, quelquefois très-intenses, et qui se reproduisaient à des intervalles assez rapprochés ; le médecin présume que la lésion de la partie supérieure de la colonne vertébrale et sans doute de la moëlle est liée à la gastralgie, que les divers symptômes s'expliquent par les sympathies qui existent entre l'estomac et le système cérébro-spinal. Il ne tint point compte de la fièvre contractée en Algérie.

De son point de vue, le professeur *Serres* prescrit des remèdes locaux ; deux cautères vis-à-vis la saillie vertébrale, qui suppureront pendant trois mois, et des remèdes généraux, 4 ou 5 sangsues au siége de huit jours en huit jours, frictions à la partie interne des membres avec la teinture d'opium et de camphre, deux ou trois demi-bains par semaine avec addition d'un demi-kilogramme de colle de Flandre, lait d'ânesse, le soir une pilule faite avec deux grains de thridace, deux grains de valériane en poudre et de g. de conserve de tilleul, et dans la journée deux verres d'eau de poulet.

Malgré l'usage de ces remèdes et un régime convenable, la condition du valétudinaire ne s'améliora point. Le 6 février 1843, les apophyses épineuses des deux dernières vertèbres cervicales et des trois premières dorsales formaient une gibbosité remarquable avec déviation à droite de cette portion du rachis. La vessie avait perdu de son ressort. Parfois les yeux s'obscurcissaient et les jambes fléchissaient tout-à-coup, il y avait amaigrissement progressif, altération du teint; coliques et diarrhée au moindre écart de régime. Évidemment cette gibbosité accidentelle qui remonte à la fièvre périodique d'Alger, est la source de tous les symptômes et demande à être traitée comme un effet consécutif de cette fièvre. Quel sera le traitement? rappelons-nous l'historique de M. Davina, capitaine de gendarmerie, convalescent Algérien. Il est guéri à Foix (Arriège), des accès erratiques qu'il essuyait à Avignon par suite de la fièvre périodique contractée en Algérie, vû que cette première ville n'est pas pyrétiquement dans la circonscription des contrées méridionales. La position de M. De la Canorgue est la même que celle de M. Davina, qu'il s'éloigne donc aussi lui davantage du théâtre de la fièvre de l'Algérie. Qu'il aille résider dans un pays tempéré, le convalescent ne sera plus sous l'empire de cette féroce maladie périodique et il guérira naturellement. Le corps ramolli des sept vertèbres recouvrera sa dureté.

Cette douleur cervicale a été une seule fois le symptôme culminant de la périodique pernicieuse dans un pays tempéré ; elle faisait jeter des hauts cris à M. Decosne, contrôleur des contributions directes à Tours, atteint d'une fièvre tierce. Le kina, sans auxiliaires, en fit bonne et prompte justice. D'ordinaire le symptôme passe inaperçu, parce que les malades ne l'accusent pas, et qu'il ne se révèle que par la grande quantité de sérosité qui s'est accumulée en peu de temps dans le canal vertébral et s'en échappe à l'autopsie, ce que nous avons vu chez le caporal Granger. Il est fâcheux que cette découverte ne se fasse qu'après coup, elle éclairerait beaucoup le diagnostic. Sur l'avertissement du Dr *Littré*, nous nous en sommes enquis auprès de M. Bressy, en convalescence. Il l'avait éprouvé dans les deux paroxismes de sa fièvre sub-intrante, mais à un moindre dégré que M. Decosne. *Senac* ne compte point cette douleur parmi les symptômes de la sub-intrante qu'il rapporte, bien qu'elle soit notée huit fois dans les fièvres périodiques des deux livres authentiques des Épidémiques.

Quant aux grandes mesures prophylactiques, Hippocrate ayant dit : *Les fièvres doivent dominer dans les contrées exposées aux seuls vents du Midi*, *parce que ces contrées abondent en eaux saumâtres et mal saines, qui ordinairement peu profondes sont échauffées en été et froides en hiver ;* l'hydre de Lerne à plusieurs têtes abattues et renaissantes sous la massue d'Hercule et que le demi-dieu étrangla de sa main, n'est-elle pas une allégorie du marais pestilentiel de Lerne dont le desséchement mit fin à la fièvre pernicieuse et annuelle d'Argos ?

DOCTRINE DES MÉDECINS DE L'ALGÉRIE.

Les médecins de l'armée de l'Algérie ne sont pas encore parvenus à s'entendre sur la thérapeutique de la périodique pernicieuse. La maladie est toujours à leurs yeux aussi étrange que le pays. Le type sub-intrant qui s'attache souvent à cette fièvre dans les climats brûlants en obscurcit le diagnostic et l'autopsie n'est pas propre à l'éclaircir. Aux renseignemens que nous demandions en 1838 *sur l'exposition, les vents dominants, les saisons, la nature et l'élévation du sol, la qualité des eaux dont les habitans font usage, le genre de vie qu'ils mènent*, Hipp., on nous répondait : « Désapprenez ce que vous avez appris ; table rase » de tout ce que vous savez ; il faut faire ici une » médecine toute nouvelle, parce que les maladies » de l'Algérie ne ressemblent point à celles de la

» France, ni même de l'Europe. » Comment les thérapeutes, quand ils se trouvaient entrepris au lit des fébricitans (ce qui devait leur arriver souvent), ne consultaient-ils pas l'histoire médicale de l'armée française en Morée, (région située à-peu-près sous la même latitude), par M. Roux, médecin en chef, 1829 ? Si du moins ils s'étaient réunis une fois, comme les autres médecins à Navarin, pour arrêter le traitement susceptible d'être le même pour tous les malades de l'endémie, quels que fussent l'âge, le sexe, la constitution, la condition ! Mais non, chaque médecin suit l'inspiration de son génie, chacun comprend la thérapeutique de la fièvre régnante selon son sens privé. Nous ne prétendons point mettre de l'ordre dans la mêlée des novateurs, nous voulons seulement faire voir le plus ou moins de mal que cette secte a fait en renonçant en tout ou en partie à l'héritage du médecin de Modène.

Je commençais à visiter la ville, lorsqu'un jeune docteur m'invita, en passant, à l'accompagner chez la femme d'un employé, mère de famille, pour laquelle on l'avait fait lever la nuit précédente. « Cette femme a une forte fièvre, me dit-il, et souffre des douleurs atroces à la tête et à l'estomac. Il règne en Algérie, m'ajouta-t-il le long du chemin, une maladie très-aiguë qui, comme la fièvre typhoïde, nous enlève des soldats en nombre considérable,

Les symptômes dominants affectent la tête et l'estomac. Aussi appelle-t-on cette fièvre *gastro-céphalite.* Les indigènes y sont moins sujets que nous et les colons. Ils ont, pour s'en préserver, la tête toujours couverte, portent une ceinture et sont très-sobres. Nos médecins n'ont point encore de traitement arrêté pour cette maladie. Les uns appliquent des sangsues à l'épigastre, sur le trajet des jugulaires et aux régions mastoïdiennes, et s'ils saignent au bras, ils y mettent beaucoup de réserve à cause de la grande faiblesse qui s'en suit. Les autres débutent dans la rémission par l'émétique, quelques-uns donnent le sulfate de quinine et ensuite l'émétique. La nécropsie n'a rien appris jusqu'à présent sur la cause de cette meurtrière endémie. »

—Il ne fut point question entre nous de la fièvre intermittente pernicieuse. Arrivés chez la malade, quel fut notre étonnement de trouver la femme sur son séant, dans son lit ! Plus de fièvre, pas la moindre douleur à la tête ni à l'estomac. Cette respectable femme, entourée de son mari et de ses enfans, ne se plaignait que d'une extrême faiblesse par tout le corps. On voyait pourtant à sa pâleur, et au son de sa voix défaillante, qu'elle était encore sous l'impression de la scène morbide et redoutait une prochaine récidive. On n'avait point gardé l'urine. Nous rassurâmes notre malade. Ne jugeant pas le danger imminent, nous prescrivîmes un grain d'émétique jusqu'à parfait éclaircissement, et convînmes de nous réunir le lendemain matin, et plus tôt, si le calme cessait. La mort vint dans la nuit, au second accès d'une fièvre quotidienne.

Ce n'est pas que la gastro-céphalite soit rare à Alger; loin de là, elle y est fréquente, causée par l'ardeur du soleil et l'intempérance, et si on ne l'arrête pas de bonne heure, elle se complique de dyssenterie aussi promptement mortelle dans les hôpitaux que la fièvre typhoïde.

En voici deux exemples l'un vrai et l'autre spécieux :

Le sieur Olivier, bedeau de Saint-Philippe, à Alger, vingt-neuf ans, tempérament bilieux, constitution robuste, en Algérie depuis dix-huit mois, se met en colère le 19 juillet 1838 contre un assassin de sa femme. Dès ce moment, sa santé s'altère et l'indisposition se prolonge jusqu'au 23. Ce jour-là Olivier sort de chez lui, parcourt la ville à grands pas par un soleil ardent, puis rentre au logis tout en sueur, n'en pouvant plus de soif et de fatigue. Il boit une bouteille de vin de Bordeaux, et se jette sur son lit. Après quelques heures d'assoupissement, sueur chaude et universelle, mal horrible à la tête et à l'estomac (*bains de pieds*, *limonade*). La nuit, agitation, insomnie, soif, gastro-encéphalite.

Le 24, un chirurgien le saigne du bras, et tire peu de sang. L'ouverture avait été trop petite.

Le 25, sangsues à l'épigastre et sur le trajet des jugulaires. *Diète absolue. Limonade en abondance*, *lavemens*. La fièvre augmente.

Le 26, on m'appelle en consultation avec le docteur Fléchut, chirurgien en chef de l'hôpital militaire d'Alger. Décubitus sur le dos, affaissement, regard étonné, air extraordinaire, pupilles dilatées; la lumière blesse les yeux ; réponses lentes et par monosyllabes. Le malade, qui ne savait d'abord où il avait mal, finit par nous dire que sa plus grande douleur était à la tête et à l'estomac. Pouls fort et fréquent, battemens visibles des carotides., épigastre douloureux au toucher. Le mouvement de la parole fait tousser. Nous donnons à boire un peu d'eau sucrée pour explorer l'estomac. La boisson excite la toux, et est rejetée aussitôt avec quelques stries de sang. Envies pressantes et impuissantes d'uriner. Constipation. Les veines du pli des bras distendues et marquées de cicatrices.

Nous ordonnons une saignée, quoiqu'on nous dise qu'on a déjà tiré du sang par la lancette et les sangsues. Je tiens à régler moi-même la saignée, Je prescris d'ouvrir largement la basilique. Le sang jaillit au loin, et le jet se soutient sans mouvement de la main ni frictions sur l'avant-bras, ni relâchement de la ligature. On ferme la veine dès que le jet tombe de lui-même. On en avait tiré douze onces. Il n'était pas coueneux et ressemblait à celui des apoplectiques pour la consistance et la couleur : *silence*, *obscurité* ; deux heures après la saignée, *lavement laxatif* ; le soir, *sinapismes aux pieds*, *cataplasme de pariétaire sur l'épigastre. Boisson pectorale ;* dans la nuit *vingt sangsues aux malléoles.*

Le 5, la nuit s'était passée dans l'agitation, les cris, le délire. Le matin, dévoiement, selles involontaires en pleine connaissance ; impossibilité de mouvement ; urine rare et foncée en couleur ; pouls plus régulier et moins fréquent ; toux lâche ; langue sèche ; crachats muqueux ; chaleur brûlante à la tête ; moindre sensibilité à l'épigastre. *Application de la glace sur la tête préalablement rasée, avec intermittence d'une heure de suspension jusqu'au soir. Eau sucrée pour toute boisson.*

Le 7, deux épistaxis légères ; mieux décisif. Dévoiement pendant cinq jours (c'est ce dévoiement qui devient si funeste à nos soldats). *Eau de riz légère acidulée.* L'alimentation a été d'abord de l'eau de poulet, un peu de vin de Bordeaux étendu d'une grande quantité d'eau, du riz à l'eau sucrée. La débilité générale a duré fort long-temps, quoique la maladie eût été promptement terminée.

Sachant combien la saignée et sa répétition exigent de circonspection dans les pays chauds, j'avais voulu la régler moi-même ; et, au moyen des précautions que je prenais, j'étais sûr de n'enlever que l'excédant du sang, que le trop plein des vaisseaux. Bref, je ne voulais être, dans cette circonstance, que l'aide de la nature.

Les maladies aiguës, dans les contrées méridionales, commencent la plupart du temps par de terribles atteintes à l'estomac et au cerveau, de sorte qu'à les juger du premier point de vue on pourrait les prendre pour des *gastro-céphalites* essentielles.

En Italie une fille d'auberge, âgée de dix-huit ans, bien nourrie et d'un tempérament sanguin, tombe dangereusement malade. Elle avait été vaccinée avee succès dans son bas-âge, comme le témoignaient trois cicatrices à l'un et l'autre bras.

« J'avoue franchement qu'à ma première visite je ne savais quelle était la maladie. Je crus avoir à traiter une gastro-encéphalite, parce que la fièvre était assez forte. Il y avait céphalée intolérable, un peu de délire, impossibilité de supporter la lumière, soif inextinguible de boissons froides, vomituritions ; douleurs aiguës à l'épigastre et aux articulations ; peau brûlante ; constipation ; urine rare et rouge. La difficulté de respirer avait encore plus d'intensité que la fièvre. La face et le dos des mains offraient une couleur érésipélateuse. »

Dans cette incertitude sur le fond et le siége de la maladie, le médecin, se dirigeant sur la forme, fit deux saignées du bras. La malade en fut soulagée, et à la fin du quatrième jour la petite vérole parut, parcourut ses périodes et se termina heureusement, (*Annali universali di medicina*, vol. 76.) Si cette jeune fille eût succombé avant l'éruption de la petite vérole, le médecin n'aurait-il pas pu croire qu'il avait traité une gastro-encéphalite ?

MÉDECINS DE L'HOPITAL DU DEY.

MM. Antonini, et Monnard frères, distinguent la fièvre d'accès périodiques et la fièvre de paroxismes périodiques ; ils traitent l'une et l'autre par le kina pendant l'intermission.

FIÈVRES D'ACCÈS PÉRIODIQUES.

Nos confrères avaient à choisir entre la méthode de Weinhart et celle de Torti. Celui-là donne le kina près de l'accès présumé, et assure qu'à cette époque deux grammes du fébrifuge ont plus d'effet que dix à une autre. *Eum (china chinœ) primâ vieę in majori dosi exhibendum, ac ordinarie ad dr.* 11 *infus. in vino Malvat. Absque colaturâ duobus cir-*

citer horis ante paroxismum, cum sic plus operetur talis dosis quam decem. Ann. 1726 (Medicus officiosus, XVIII, 26.)

Celui-ci veut qu'on donne le kina le plus loin possible de l'accès présumé : *Si quidem necesse est, bonam quantitatem intra breve tempus hausisse, et hausisse longe ante horam, quantum fieri potest, futuri paroxismi.* (Torti, Thérap. spec. lib. III, cap. Ann. 1737.)

Nos trois confrères de l'hôpital du Dey ont fait un mauvais choix. Ils ont adopté la méthode de Veinhart.

« Plus cette intermittence était prononcée, et
» plus aussi nous étions assurés, durant nos épi-
» démies, de réussir dès la première ou la seconde
» administration du sulfate de quinine, même à une
» assez faible dose, en le donnant, comme au mo-
» ment le plus favorable, trois heures avant l'accès,
» avec le soin de laisser libre celle qui précède im-
» médiatement son retour. »

Nous nions que l'époque de trois heures avant l'accès imminent soit le moment opportun pour l'administration du quinquina. En effet, êtes-vous sûrs que cet accès continuera de venir à la même heure ? Avez-vous oublié que cette fièvre est insidieuse, sujette à anticiper ? Et quand vous seriez sûrs qu'elle viendrait à point nommé, vous auriez manqué l'opportunité.

Pourquoi La Closière de Mettray et Mlle De Lanoue qui étaient dans le même état en apparence, et qui ont pris toutes deux six gros de quinquina au fort du second stade du troisième accès ont-elles eu un sort différent ? C'est que le quinquina est anti-périodique, opère sur l'accès prochain, non sur l'accès actuel. Si ces deux fiévreuses n'eussent point pris l'anti-périodique, Mme de Lanoue serait également morte dans l'accès actuel, tandis que La Closière n'eut succombé au plus tôt que dans un accès ultérieur. Pouvait-on pronostiquer cette issue différente ? Non, mais dans cette obscurité, il était indiqué de tenter le même rémède à l'une et à l'autre malade. Les médecins italiens sachant que cette intermittente peut tuer au second accès, s'empressent de donner le quinquina en temps épidémiques dès qu'ils ont reconnu le caractère pernicieux, tantôt à la fin du troisième stade, tantôt dans l'entrain du paroxisme, parce que l'action du fébrifuge est à son plus haut dégré de puissance au moment où l'organisme vient de prendre le dessus et va ensuite en perdant de sa puissance à mesure que l'intermission approche de son terme. Cette dernière assertion se démontre aussi par le raisonnement.

Durant tout le premier stade, l'organisme est opprimé, la force vitale qui pousse du dedans au dehors a perdu toute son expansibilité : le sang est refoulé à l'intérieur, la chaleur, véhicule de la vie, se concentre avec le sang dans les viscères : les baillemens, les pandiculations, la petitesse du pouls marquent la gêne de la circulation; la toux sèche, les nausées, les vomissemens, le refroidissement, la limpidité de l'urine, annoncent la baisse de l'innervation. (Je ne prends que les sommités) ; et c'est lorsque tout l'organisme remplit mal ses fonctions que vous donnez le quinquina à haute dose, dont vous chargez l'estomac de faire valoir la vertu? Ne craignez-vous pas que le fébrifuge ne soit vomi comme à l'hôpital du Saint-Esprit à Rome?

La peau et l'estomac remplissant leurs fonctions à la faveur des sympathies les plus intimes, vous connaissez l'état de celui-ci, par la froide inertie de celle-là, sur laquelle les sinapismes et les vésicatoires ne font aucune impression tant que dure le premier stade, quelque long qu'il soit. Mais dès que le temps de la réaction vitale est venu, les vésicatoires et les sinapismes mordent la peau, élèvent l'épiderme et forment des phlyctènes, la toux devient lâche, la chaleur se répand à la surface du corps, la sueur survient, le pouls s'élève ; il y a excès dans les fonctions des organes ; c'est un contraste pénible à supporter.

L'accès terminé, les organes reprennent leur train normal et l'organisme est capable de répondre aux remèdes ingérés, injectés ou appliqués.

A l'approche du nouvel accès, l'équilibre recommence à se perdre, et la même scène morbide se prépare. Les malades en ont le pressentiment quelque temps d'avance, et vous avez attendu jusque-là pour combattre l'ennemi de l'organisme, ou du moins vous n'accordez que trois heures de ce temps inutile au quinquina pour vaincre la fièvre ? Réfléchissez à ce qui se passe, à ce que vous avez vu, et vous sentirez que vous auriez mieux fait de l'administrer trop tôt que si tard.

Faisons sentir davantage que l'organisme déploie une plus grande énergie dans les premières heures que dans les dernières de l'intermission : j'ai pris le bain de quinquina à huit heures du matin, une heure après la cessation du dévoiement symptômatique ; l'accès avait anticipé de deux heures les deux autres fois, et il est plus que probable qu'il eût anticipé encore de deux heures la prochaine fois, c'est-à-dire qu'il fût venu à deux heures de l'après-midi si j'avais fait la médecine expectante ; ainsi je donnais six heures au quinquina pour agir à partir de la terminaison presqu'immédiate de l'accès et ce temps a suffi. M. X*** a pris une dose suffisante de quinquina, et ce fébrifuge a eu pour agir quinze heures d'intermission, mais les meilleures heures étaient passées et perdues pour le malade ; par surcroît de malheur, des sangsues venaient d'affaiblir l'organisme. Est-il étonnant que ces quinze heures tardives aient moins profité que mes six heures primitives d'intermission.

Ne me croyant pas pressé de donner le quinquina à Granger ; parce que j'étais loin de me douter que sa fièvre tierce, simple en apparence, était insidieuse et devait manifester son caractère pernicieux au prochain accès, je ne fis prendre le kina que le lendemain matin, dans une apyrexie avancée, suivant la règle des médecins de l'hôpital du Dey, mais l'accès imminent anticipa, et la force de l'organisme avait déjà trop baissé, quoique je me fusse abstenu de toute émission sanguine.

Comment nos censeurs du Val-de-Grâce se montrent-ils si lents à administrer le kina, approuvant son opportunité trois heures avant la fin de l'intermission ? Les médecins de l'hôpital du Dey ne savent-ils pas que l'accès dont ils sont témoins est souvent le dernier ouvert à la médication ? Que des fébricitans évacués ont été trouvés morts dans les voitures ? Qu'ils lisent les *Mémoires de Médecine, de Chirurgie et de Pharmacie Militaire*, et ils verront que le second accès de chûte ou de rechûte peut être funeste en Algérie et autres pays chauds. Nos censeurs ne devaient donc pas laisser choisir pour guide un médecin d'Allemagne, ils devaient plutôt indiquer un médecin du Midi, comme nous allons voir que les médecins de l'hôpital du Dey l'ont fait d'eux-mêmes pour la fièvre à paroxismes périodiques.

FIÈVRES DE PAROXISMES PÉRIODIQUES.

« A l'imitation du plus grand nombre des praticiens, suivant, en particulier, l'exemple de Torti, c'est au déclin du paroxisme, qui peut ne laisser qu'un intervalle très court, et détruire bientôt toute ressource en se renouvelant, que nous nous décidions à le prescrire, ne nous laissant arrêter par aucune préoccupation, et sachant bien que la perte d'un seul moment précieux peut être alors plus funeste que les inflammations que l'on a raison de redouter : ces inflammations, d'ailleurs, cèdent presque toujours, comme par enchantement, alors même qu'on ne mesure plus les doses des fébrifuges que d'après l'imminence du danger que signale la violence de la prostration.

« En résumé, administrer le sulfate de quinine aussitôt que la marche de la maladie et sa nature en indiquaient la nécessité, et proportionner ses doses à la violence des symptômes qui menaçaient la vie, telles sont les deux règles fondamentales qui nous ont dirigés dans notre pratique, au milieu des épidémies plus ou moins violentes dont nous avons été ici, depuis plusieurs années, les témoins.»

Ne scindez point la méthode de Torti : appliquez-la à la fièvre périodique simple en apparence, comme à celle de symptômes évidemment dangereux, parce que la première peut se métamorphoser en l'autre sur le sol brûlant où vous êtes, et même anticiper. Nous gémissons de voir un jeune médecin livré à son inexpérience, attendre en 1840 la fin du sommeil pour faire prendre le kina à un soldat atteint d'une fièvre pernicieuse quotidienne, et en publier tout simplement l'observation fatale.

QUARANTE-TROISIÈME OBSERVATION.

FIÈVRE PERNICIEUSE CONVULSIVE. TYPE QUOTIDIEN.

«Bourgeois, ouvrier d'administration, âgé de 18 ans, d'une constitution forte, en Afrique depuis 5 mois, entre à l'hôpital militaire du Dey le 19 août, malade depuis deux jours. Il accuse des accès quotidiens, survenant à 10 heures du matin; du reste, douleurs dans les membres, crampes, céphalalgie, épigastralgie; intelligence intacte; pouls large, fréquent, sans dureté; peau chaude, sudorale; langue nette, ventre souple; pas de diarrhée. Diète, 30 sangsues à l'épigastre, 1 gramme de sulfate de quinine à prendre le matin, à l'heure du réveil.

« Le 20 août, à 9 heures, perte subite de connaissance, convulsions générales, froid, absence du pouls; cet état est remplacé par de la chaleur. A la visite du soir, stupeur légère, langue rouge et sèche, selles liquides, peau chaude et sèche, pouls dur, fréquent: diète, sulfate de quinine 1 gramme.

« Le 21, même état; sulfate de quinine 1 gramme. J'étais à peine éloigné de son lit que j'y suis appelé par un cri jeté par le malade, que je trouve froid, sans pouls, en proie à des convulsions générales, pendant lesquelles les urines et les matières du rectum sont expulsées avec force. J'essaie inutilement les excitants; quelques minutes après, Bourgeois avait cessé de vivre. » Suivent les détails d'une nécropsie insignifiante qui tiennent plus de place que le corps de l'observation.

Où en serait le sujet de notre vingt-quatrième Observation, s'il eut perdu à dormir les sept heures de son intermission? Nous le dirons hautement à l'occasion de la méthode qui n'est pas particulière aux médecins de l'hôpital du Dey: *La Médecine de la fièvre intermittente fait un mouvement rétrograde en Algérie.*

Il est permis d'attribuer l'éloignement de *Brous-*

sais pour la doctrine de *Cos* à cette pensée religieuse, *Est quid divinum in morbis*, ce professeur ayant affecté de vivre sans rien croire, et ayant voulu mourir sans rien craindre ni rien espérer. La manière dont Menenius-Aggripa envisageait l'économie animale * a peut-être aussi donné au professeur du Val-de-Grâce l'idée matérielle de placer le siége de la fièvre dans l'estomac ; celui-ci qui régit tous les organes en santé et en maladie étant mort, les autres finissent avec lui.

M. MAILLOT, MÉDECIN A BONE.

Le Docteur *Maillot*, un des disciples de *Broussais*, se borne pour toute modification de doctrine médicale, à placer le siége de la fièvre dans le centre cérébro-spinal. A cette différence près, la fièvre intermittente d'Afrique est la même que celle du Val-de-Grâce et comporte le même traitement. Ce n'est plus le quinquina qui guérit l'intermittente, c'est la saignée, ainsi il faut à l'inverse de la tradition, commencer par combattre les lésions viscérales. Si le malade est dans le stade de chaleur ou dans celui de sueur, si le sujet est jeune et vigoureux, s'il n'a pas encore été atteint par la fièvre intermittente, ou s'il en est rétabli depuis long-temps, si la réaction est forte, il faut faire une saignée du

* Fable de Caster et des Membres.

bras de douze à quinze onces; la saignée est bien mieux indiquée encore si la céphalalgie a persisté pendant les apyrexies précédentes. On se trouvera bien de pratiquer cette opération dans la plupart des fièvres simples qui se développent chez les sujets dont les conditions sont celles que nous venons de signaler; c'est un moyen qui favorise toujours l'action des fébrifuges. Ainsi pratiquée, durant la réaction, la saignée est beaucoup plus efficace que dans tout autre moment; elle fait baisser plus promptement la fièvre, et diminue ordinairement la durée de l'accès. Si, indépendamment des symptômes généraux et propres à un accès il existe d'autres signes d'irritations viscérales, tels que ceux d'une gastrite, d'une bronchite, d'une colite, etc., il faut en même temps recourir aux saignées locales. On proportionne le nombre des sangsues ou des ventouses à l'intensité de l'inflammation, à l'importance de l'organe qu'elle occupe, et à l'état du sujet. Il vaut mieux, dans ce cas, pécher par excès que par défaut. Une médecine active et bien raisonnée, jugule, en quelques heures des affections qu'un traitement méticuleux éternise.

On met ordinairement 30 à 40 sangsues à l'épigastre; dans des cas plus graves, 60 à 80; lorsque l'irritation est disséminée, lorsque les voies digestives et l'encéphale sont simultanément entreprises, on fait ces applications en partie à l'épigastre, en partie sur le trajet des jugulaires, aux tempes, au front, aux apophyses mastoïdes, suivant que la base du cerveau ou sa surface convexe paraissent être le siége malade. Relativement aux endroits sur lesquels les sangsues doivent être posées, dit M. *Gama*, nous avons constaté qu'elles agissent plus efficacement au front et aux tempes qu'ailleurs; c'est sur le front que nous les appliquons de préférence, conséquemment à l'observation qui nous a montré les lobes antérieurs du cerveau plus susceptibles d'inflammation que les autres régions. Nous avons mis souvent en pratique ce précepte que nous avons emprunté à la clinique chirurgicale du Val-de-Grâce, et dont, pendant notre séjour à cet hôpital, nous avions eu fréquemment occasion de reconnaître les avantages. (L'Auteur oublie qu'il n'est plus au Val-de-Grâce).

L'accès terminé, ou bien tout rentre dans l'ordre, ou bien il persiste quelques symptômes d'irritations dans un ou plusieurs organes.

Si la céphalalgie est toujours intense, il est prudent de revenir à la saignée du bras ou au moins à une forte application de sangsues à la tête; si c'est l'estomac qui annonce la souffrance par une soif vive, par une langue lancéolée, ou par de la douleur à l'épigastre, une seconde application de sangsues est indiquée; on la fera au siège, si la section inférieure du tube digestif est spécialement affectée.

La diète sera de rigueur tant que l'apyréxie ne sera pas franche, tant que dans l'intervalle des accès il restera quelques signes d'irritation.

SECONDE PARTIE DE LA MÉDICATION.

« Il ne suffit pas d'avoir combattu, écarté les lésions viscérales, il faut ensuite s'opposer au retour des accès. » A quelle dose doit-on administrer le sulfate de quinine? Le médecin de Bone la porte à douze, seize et vingt grains dans quatre onces d'eau.

Quel est le moment le plus favorable pour l'administration du fébrifuge? *Ce médicament a une action bien plus certaine, lorsqu'on l'administre comme seule dose, trois ou quatre heures avant le retour de la fièvre.* A ce compte la saignée et la quinine seraient pour moitié dans la curation de la fièvre périodique pernicieuse; l'une combatrait les lésions viscérales, l'autre attaquerait la fièvre elle-même, et si la première n'écarte pas les lésions, *elle favorise l'action des fébrifuges.* Non; le praticien ne retire point ces avantages de la saignée; les lésions viscérales dont la plus commune est la gastro-intestinale, sont problématiques. Tantôt les symptômes d'une inflammation aigüe de l'estomac se montrent pendant la durée de l'accès, et à la nécropsie on trouve le viscère tel qu'il est dans l'état de santé la plus parfaite; tantôt aucun symptôme n'a révélé pendant l'accès la gastro-intestinale dont les marques se voient sur le cadavre. Cette discordance entre l'anatomie pathologique et les symptômes contrariaient vivement notre auteur; elle bouleversaient ses idées médicales.

Mauvaise théorie, mauvaise pratique; et néanmoins notre confrère n'a voulu rien changer à l'une et à l'autre. Il nous invite même à suivre son exemple, en dépit de son incertitude.

La quinine a deux effets, l'un tonique, accélère, élève le mouvement du pouls, l'autre préventif, n'agira que sur le prochain accès, de sorte que si l'accès présent est fatalement mortel, elle ne pourra pas détourner le coup.

Les effets de la saignée sont prompts et momentanés; une émission sanguine apaise la douleur à mesure que le sang coule, ce qui fait que le fiévreux la demande à cor et à cri pendant l'accès et le paroxisme; la saignée fait baisser le pouls, ralentit son mouvement et diminue les convulsions; mais il n'est pas vrai qu'elle favorise l'action des fébrifuges. Loin de là, elle fait perdre la périodicité qui est la condition nécessaire au succès de la quinine et jette l'organisme dans une faiblesse radicale. Que les médecins inexpérimentés, à présent qu'ils sont avertis, ne cèdent point aux désirs des malades, et n'espèrent point partager leur satisfaction; s'ils se sont laissés entraîner, ils verront bientôt le mal qu'ils ont fait. On n'a jamais dit que les sirènes chantâssent faux; Ulysse savait qu'elles avaient une voix mélodieuse qui charmait les oreilles et entraînait tous les cœurs, néanmoins le sage Ulysse ne voulut point les entendre.

Nous tonnons contre la saignée, parce qu'elle a usurpé la place du quinquina dans la fièvre intermittente pernicieuse, excepté dans l'algide. Qu'un médecin de la secte de *Broussais* soit appelé en été pour un fébricitant dans les prodrômes d'une fièvre endémique, le sectaire reconnaît une grande maladie en incubation, mais incertain de l'indication, qu'ordonne-t-il? une saignée. En attendant l'éclaircissement; des accès, des paroxismes se déclarent, se suivent périodiquement; qu'ordonne-t-il durant l'effervescence de la fièvre? une saignée.

Mettons en présence deux médecins contemporains, l'un fidèle observateur de la tradition, l'autre novateur. Voici leurs principes et un fait de leur méthode :

Le novateur. — « Une foule d'organes stimulés

» supportent les stimulants, lorsque le stimulant a » été diminué par les anti-phlogistiques. D'ailleurs, » dans le cas présent, on se tient prêt à réparer » d'une main le mal que l'on a fait de l'autre, et » de traiter après les accès supprimés, la phleg» masie viscérale que l'on a créée. De deux maux on » choisit le moindre, mais il faut savoir remédier » à celui qu'on n'a pu s'empêcher de faire ; » *Broussais*, cours de Path. et Thér. gén. t. IV., p. 456-457. Et saurez-vous toujours remédier au mal que vous n'aurez pu vous empêcher de faire ?

(Relisez la 27e de nos Observations.)

L'OBSERVATEUR DE LA TRADITION. *Observation par le Docteur* Salvatore Celli de Rieti. L'hiver de 1832—33, je donnais des soins à un charretier, de constitution robuste, qui, après avoir échappé à une fièvre endémique périodique éprouvait une vive pneumonie. La maladie tirait à sa fin, du moins une expectoration louable, le rhytme normal du pouls, la température naturelle du corps et la presque cessation des embarras de la poitrine portaient à le croire. Tout d'un coup l'homme est saisi d'un froid intense qui est suivi d'un vomissement continuel et de déjections alvines. Sa face prend un aspect cadavérique, et je craignis une mort prochaine. Le malade passa quelques heures dans les deux stades de froid et de chaud ; une sueur abondante et universelle couvrit tout le corps, puis vint l'apyrexie. Je n'hésitai point de recourir à la quinine, et l'accès ne revint pas les jours suivants. Les symptômes thorachiques se ranimèrent un peu, puisque on vit reparaître la dyspnée et la toux qui avaient commencé à se dissiper. A l'augmentation de ces signes caractéristiques de l'affection pneumonique, ajoutez les crachats qui changeaient de qualité et aussi la manière de les expectorer; bref, tous les symptômes de pneumonie que le malade avait soufferts auparavant, et dont il était presque rétabli sinon tout-à-fait affranchi, s'aggravèrent sans néanmoins prendre beaucoup d'intensité. Je revins aux adoucissans, à la méthode anti-phlogistique, et mon malade recouvra toute sa santé. A quoi attribuer cette légère mais bien marquée augmentation de la maladie primitive, sinon à la quinine que je fis prendre à grande dose dans la nuit pour prévenir un nouvel accès. *Quand deux indications inégales se présentent ensemble, il faut courir à la plus pressante*, et ne pas prétendre remplir l'une et l'autre en même temps par deux moyens en opposition, la saignée et la quinine : *Quando indicatio impar simul urget, occurrendum est urgentiori* ; (1) et l'indication la plus

(1) *Annali universali di Medicina*, vol. XCIV.

urgente était ici de faire cesser la fièvre périodique : on a triomphé au second paroxisme de la pernicieuse sub-intrante de M. *Bressy*, parce qu'on a tourné la douleur pleurétique pour marcher vîte sur la fièvre. (25e *Observation.*) A présent, supposons que votre destinée soit d'aller en Algérie, et que vous y contractiez la fièvre endémique, lequel de ces deux guérisseurs appelleriez-vous ?

TROISIÈME PARTIE DE LA MÉDICATION.

Lorsqu'on a réussi à supprimer les accès d'une fièvre intermittente, doit-on continuer long-temps encore l'usage des fébrifuges ? Le médecin de Bone croit que lorsqu'on a enlevé les accès d'une fièvre intermittente, il est tout-à-fait inutile de continuer, au-delà d'un jour ou deux, l'usage du sulfate de quinine, et il s'appuie de l'autorité de M. *Nepple*, qui, médecin d'un pays tempéré, ne devrait avoir dans cette question que voix consultative.

Très-honorable Professeur, vous n'avez pas *jugulé* par la saignée, guéri si tôt par la quinine, une intermittente pernicieuse ; vous devez donc continuer l'usage de l'anti-périodique plus d'un jour ou deux jours apyrétiques.

Vous dites vous-même, page 368 : *Que les sujets qui auront eu une fièvre intermittente devront pendant deux ou trois mois se considérer en état de convalescence.* Si vous réglez votre pratique sur celle du Docteur *Nepple* vous vous engagez dans une impasse où il vous est impossible d'avancer ni de reculer. Voyez ce qui vous arrive : vous avez éconduit, par évacuation, sur l'hôpital d'Alger nombre de soldats que vous croyiez avoir guéris, après leur avoir donné la quinine pendant deux jours d'apyrexie; le médecin *Gassaud*, qui a reçu vos prétendus convalescents, publie dans les Mémoires de Médecine, Chirurgie et Pharmacie militaires, qu'il en a déjà perdu 17 en peu de temps, et que sur 65 ceux qu'on enverra en France par congés, finiront peut-être par avoir le même sort [(e)]. Eussiez-vous gardé tous vos hommes dans votre hôpital de Bone, sans leur donner le quinquina, vous auriez eu la douleur de les voir mourir de rechute, de dyssenterie, de fièvre typhoïde, etc. occasionnée par le long séjour qu'exigeait dans un hôpital la plupart du temps encombré, la faiblesse inhérente à l'intermittente d'Afrique, faiblesse que vous avez augmentée par vos saignées déplétives et la diète rigoureuse dans l'état de convalescence.

M. *Maillot* fait trois genres de *ses irritations cérébro-spinales intermittentes*; 1er genre (fièvres intermittentes, telles que la tierce, la quotidienne, la quarte; 2e fièvres pseudo-continues, mal nommées, (car il n'y a point de misères humaines, vraies et fausses à la fois) qui sont nos fièvres sub-intrantes. 3e Les fièvres intermittentes, qui ont perdu leur périodicité et que nous appelons erratiques; telle était la fièvre de ces valétudinaires que M. *Sédillot* a vus à Bone traînant les restes d'une mourante vie. Le nombre des espèces est indéterminé et s'augmente tous les jours.

Cependant, M. *Maillot* frappé de la rapidité extrême avec laquelle des hommes étaient surpris et emportés par des accès pernicieux, se décida à donner le fébrifuge immédiatement après la saignée, et, dans certains cas, avant même toute déplétion sanguine, d'abord, en injection anale, tant il était épouvanté par le fantôme de la gastrite! Il aurait pu être enhardi à donner le quinquina en ingestion par la pratique de son maître qui, ayant été auteur et témoin de l'inconvénient des saignées, en Espagne, avait fini par faire aller de pair l'anti-périodique avec les saignées et même à le mettre en première ligne, à son corps défendant.

Le livre des *irritations cérébro-spinales intermittentes* eût été sans doute plus utile, si l'auteur ne se montrait pas si attaché à l'anatomie pathologique; néanmoins, il intéressera beaucoup nos contemporains qui pratiquent dans les contrées méridionales. Ils y verront des tableaux pathologiques conformes à ceux de nos confrères en Morée, en

Corse et à ceux que les Médecins Anglais ont tracés aux Indes. Ce qui est encore plus précieux pour l'histoire de notre science, c'est l'identité que le Docteur *Littré* a fait ressortir entre les observations des fièvres sub-intrantes en Algérie et plusieurs des deux livres authentiques des Epidémies. On voit que le père de la médecine les eut guéries s'il avait eu l'anti-périodique à sa disposition; quoiqu'il en soit, les fièvres qu'il nomme *causus*, *léthargus*, *phrénitis*, peuvent recevoir tous les surnoms que M. *Maillot* donne à ses pseudo-continues.

M. WORMS, AUTRE MÉDECIN A BONE.

Le docteur Worms déclare qu'arrivé en Afrique, il commença à combattre l'intermittente pernicieuse *sous l'influence des idées et avec les moyens* que lui *donnait la doctrine du Val-de-Grâce, dans laquelle il avait été élevé*, et qu'il ne tarda pas à apprendre aux dépens de ses malades, que les saignées générales et locales n'étaient qu'un palliatif éphémère, ne faisaient définitivement que du mal. S'étant attaché à étudier avec plus de rigueur les phénomènes variés de cette fièvre, et les résultats des émissions sanguines, il vit que, sans intervention médicale, les turgescences gastro-céphaliques arrivées à leur summum d'intensité, en retombaient d'elles-mêmes et qu'un calme un peu plus tardif mais beaucoup plus durable et moins fallacieux que celui procuré par les saignées, ne manquait pas de s'établir. Bien des fois les médecins qui avaient tiré du sang, étaient effrayés tout-à-coup par la mort de ceux de leurs malades, sur la guérison desquels ils comptaient le plus; la fièvre, simple en apparence, se convertissait au temps néfaste en pernicieuse, et si les malades ne mourraient pas promptement dans le coma, le délire ou l'algidité, ils tombaient dans la sub-intrante, l'erratique ou la typhoïde et au bout quelques mois de rechûtes, ils succombaient à l'infiltration et à la diarrhée.

Et pourtant comment se faire à l'idée que la langue pouvait être noire, comme rôtie, couverte de fuliginosités, ainsi que les lèvres et les gencives en peu de jours, sans qu'il y eut gastro-entérite? Comment ne pas croire à une congestion active du cerveau chez un homme apporté dans un état comateux? Était-ce le moment de donner des toniques? Ne serait-ce pas jeter de l'huile sur le feu? Mais les faits sont têtus; il faut en passer par ce qu'ils disent; ils montrent que les émissions sanguines sont contraires pendant tout le cours de la fièvre périodique, et apprennent d'un autre côté que plus on éloigne du moment de l'accès celui de l'ingestion du sulfate de quinine, plus on est sûr de prévenir le retour de la fièvre. Ce qui acheva de former, d'arrêter l'opinion de M. Worms, fut le regret d'avoir perdu, par trop de complaisance, un jeune arabe en voie de guérison. Je trouvai un matin dans une de mes salles, dit-il, un jeune Arabe d'environ 15 ans, qui était plongé dans le coma le plus profond; sauf le pouls qui n'était pas trop faible, les mouvemens de la respiration et la chaleur tempérée de la peau, il n'offrait aucun signe de vie. Je lui fis immédiatement appliquer des sinapismes aux jambes et des vésicatoires aux cuisses; puis, au moyen d'une cuiller introduite entre les dents, on laissa passer dans la bouche une solution de 20 grains de sulfate de quinine; trente furent administrés en lavement et gardés; à la visite du soir il y avait du mieux, et la nuit, la connaissance revint complètement; le lendemain, j'ordonnai un bouillon et une potion fébrifuge de vingt grains. L'enfant était très-bien, mais se plaignait vivement d'une douleur de tête pour laquelle il voulut être saigné; je n'obtempérai pas à son désir; mais le jour suivant, il me demanda cette saignée avec tant d'insistance, me déclarant que c'était le tuer que de ne pas la lui accorder, que je cédai en disant à ceux qui m'entouraient combien c'était à regret; on ouvrit la veine, et quoique j'eusse eu la précaution de prescrire en même temps une nouvelle potion de sulfate de quinine, le délire survint au bout d'une ou deux heures, et alla en croissant pendant quinze autres heures au bout desquelles il mourut. Nous trouvâmes beaucoup de sérosité épanchée entre les méninges et dans les ventricules.

Il est juste de dire que les médecins de l'hôpital du Dey avaient devancé depuis quelques années le docteur Worms dans le retour à la bonne voie. La congestion cérébrale et l'inflammation de l'appareil pulmonaire, sont les deux symptômes qui présentent l'indication la plus spécieuse de la saignée.

Congestion cérébrale. Il arrive quelquefois en Corse et en Algérie, qu'un soldat à l'exercice ou en expédition par un soleil ardent, tombe sans connaissance; ses camarades le relèvent et le portent à un médecin de l'école du Val-de-Grâce. La tête est chargée, vous diriez que le sang a des aîles et s'est porté *par raptus* au cerveau qu'il opprime, qu'il foudroye : que fera le médecin dans cette conjoncture critique? Il ordonne une large saignée, et en attend tranquillement le résultat, certain d'avoir bien fait. A la fin de l'accès, le fébricitant est dans une faiblesse alarmante et la congestion cérébrale se montre plus grave dans l'accès suivant. Le docteur Antonini avait appris par son expérience, que l'indication première était de donner le quinquina dès la chûte de l'accès, et nous nous sommes confirmés dans cette pratique; nous tenons la tête élevée et couverte de linges imbibés d'oxycrat sans cesse renouvelés; nous nous assurons de la chaleur des pieds; obscurité, silence et immobilité, comme dans une attaque d'épilepsie. Lorsque la peau devient halitueuse, nous faisons prendre nous-même le sulfate de quinine à la dose de vingt grains.

L'insolation cause en Corse et en Afrique, la fièvre périodique comateuse ; et à Malte plutôt la phrénésie. Cette différence d'affections tient à celle du sol.

Inflammation de l'appareil pulmonaire. Un entretien avec les médecins d'un hôpital, en apprend plus que tous les livres sur la thérapeutique de la localité. Voici ce que m'a raconté le docteur Pascal Monard : J'étais un jour à ma croisée et je regardais de loin un soldat qui venait à l'hôpital ; ce malheureux marchait avec peine, incliné à gauche et la main appliquée sur ce côté, il s'asseyait de temps en temps pour reprendre haleine, et après s'être reposé un moment, il se relevait en regardant l'hôpital. Oh, oh ! dis-je en moi-même, voilà un homme à qui il faut tirer du sang. Passé le temps voulu pour la réception et le coucher, je vais le visiter. Point de fièvre, point de douleur de côté, respiration franche, il me raconte avec une parole facile que depuis quelques jours, il a la fièvre avec un point de côté à des heures toujours les mêmes, que sa douleur n'a pas encore été aussi forte qu'aujourd'hui, et que si on ne lui fait rien à présent qu'il est bien, il sent que son point de côté va revenir et l'étouffera. Vîte je prescris le quina et la douleur n'a plus reparu. J'ai gardé le convalescent à l'hôpital pendant plusieurs jours pour m'assurer de son rétablissement qui a été parfait, moyennant la prolongation de l'usage du quinquina.

M. Worms sort d'une erreur pour tomber dans une autre. La langue gastritée ne lui fait plus illusion, il n'y croira plus; mais si elle est *enduite d'une couche épaisse*, saburrale, elle deviendra à ses yeux le miroir de l'estomac; la muqueuse digestive étant enduite pareillement d'une couche épaisse qui la défend, jusqu'à un certain point, contre le mordant du sulfate de quinine, elle oblige de donner ce sel à une dose très-élevée, ce qui n'est pas sans inconvénient; le médecin pour éviter cet inconvénient, balaye d'abord cette couche épaisse avec du tartre-stibié, et ensuite l'estomac dont la sensibilité n'est plus obscurcie, absorbe le fébrifuge donné à moindre dose. On répète la même manœuvre. Nous ne ferons pas de frais d'impression pour réfuter une erreur qui n'a jamais été accréditée, et pour soutenir la qualification d'anti-périodique que le médecin juif veut enlever au quinquina : nous dirons seulement que le docteur Sédillot n'a pas adopté la pratique de son ami, qu'il ne donne l'ipécacuanha, qu'en vue de la dyssenterie, sans croire avoir besoin de nettoyer le terrain avant de bâtir.

En France, j'ai guéri complétement l'intermittente vernale, plusieurs fois, en excitant une perturbation dans l'organisme, au moyen d'un vomitif (tartre-stibié) ou d'un drastique. En Corse, le vomitif a suspendu les accès d'une tierce simple pendant plusieurs jours, en temps épidémique, chez deux de mes malades; mais la fièvre a récidivé et cette fois a pris tout d'abord le caractère pernicieux; je n'ai pas voulu renouveler un essai qui avait pensé coûter la vie à mes deux fébricitans. Depuis lors, je désirais savoir ce que nos confrères d'Afrique pouvaient m'en apprendre; mais aucun d'eux n'en rapporte d'observations. Leur silence, dû peut-être au manque de succès, et mes deux revers m'ont fait une règle de m'en tenir à la méthode la plus sûre, de traiter toutes les intermittentes, et en tout temps, par le même anti-périodique, c'est-à-dire de donner le sulfate de quinine, à la quantité de quinze à vingt grains dans un demi-verre d'eau pluviale, vers le déclin de la période de chaleur. Deux précautions valent mieux qu'une.

Cependant il y a une circonstance où le drastique convient. Quand la fièvre est devenue erratique, l'appétit se perd, les digestions se font mal, les viscères abdominaux s'engorgent, la saburre s'accumule de plus en plus dans l'estomac et le tube intestinal. Le fébricitant tombe dans le découragement, le marasme et l'épuisement : il faut alors procurer une perturbation au moyen d'un drastique qui imprime une secousse aux voies digestives ; le malade se sent soulagé, dégagé à chaque garde-robe, son espérance renaît, heureux le convalescent qui peut jouir du repos, éviter l'humidité, avoir un bon logement, faire usage tous les matins à jeun, de café pur, puissant prophylactique contre la diarrhée et l'hydropisie, suivre un régime substantiel et porter un ample vêtement de laine, car on éprouve à chaque instant des variations considérables. Dans la plaine de la Mitidja, le thermomètre exposé aux rayons divers du soleil, monte jusqu'à 56° centig., c'est tout au plus, dans les nuits les plus chaudes, s'il peut se maintenir à la hauteur de 18° à 24°. Mais quel soldat sorti de l'hôpital, fût-ce dans la belle saison, peut remplir toutes ces conditions hygiéniques ? Question vitale qui mérite d'être approfondie. Les maladies fondent sur notre armée d'Afrique. En 1830, il fallait relever la garnison de la Maison-Carrée tous les cinq jours, encore ce peu de temps suffisait-il pour faire entrer la moitié des hommes à l'hôpital.

En 1839, le 8e bataillon d'Afrique qui occupait l'endroit où s'est établi le camp de l'Arach, fut envoyé tout entier à l'hôpital.

Sur un effectif de près de 1700 hommes, le 53e de ligne, fraîchement débarqué, avait envoyé après six semaines de séjour en Afrique 1050 hommes aux hôpitaux et ambulances.

Mais si le chiffre des maladies est très-élevé, celui des fièvres intermittentes l'emporte même sur le total des maladies autres. La plupart, sinon l'universalité des causes convergent vers la pathogénie de l'intermittence. L'insolation, l'humidité, l'averse, un refroidissement, un excès de fatigue, un écart de régime, un coup, une chûte, une opération majeure, une saignée, le vent du désert, une maladie quelconque, une affection morale, etc., engendrent l'intermittence. On pourrait dire que celle-ci résume la constitution médicale une grande partie de l'année. L'hôpital de Buffarick, dit le docteur *Villete*, pendant que j'ai été chargé de ce service, n'était qu'un gîte d'évacuation ; tous les jours ou tous les deux jours les malades étaient dirigés sur l'hôpital de Douéra. En 1830, cet hôpital a admis 2386 malades et sur ce nombre, il en a été observé :

Fièvres intermittentes.	1491	1491
Affections abdominales.	902	1343
Id. Encéphaliques.	204	
Id. de poitrine.	190	
Cas pernicieux.	29	
Décès.	20	

Vous direz peut-être : *L'intermittente n'est pas toujours pernicieuse, la bénigne est sans doute plus commune que la pernicieuse ;* à cela nous répondrons qu'il n'y a point d'intermittente bénigne dans les contrées tropicales, parceque celles qui en ont l'apparence sont sujettes à se convertir tout-à-coup en pernicieuses. Vous devez donc vous en méfier comme de fièvres insidieuses, *mali moris*, et les traiter toutes avec le quinquina, dès que la périodicité est constatée, ou seulement instante en temps épidémique, prévenu que tous les accidens peuvent alors tourner à l'intermittente pernicieuse.

Je proposais à Monsieur l'Intendant-général, *Melcion-d'Arc*, d'accorder un congé de six mois aux convalescens ; il me répondit : *Ceux que nous envoyons en congé, nous ne les revoyons plus ; ils trouvent tous le moyen de rester en France.* Cette raison n'est pas péremptoire : d'ailleurs il n'appartient qu'aux médecins de décider cette question vitale.

M. *Worms* combat ma proposition et allègue trois motifs que les faits démentent et qui tombent au moindre examen.

1° *Les conditions de la traversée sont plutôt de nature à tuer l'homme bien portant, qu'à conserver le malade.*

Un grand changement de position, tel que l'air de la mer, la vue des côtes de France produit sur le moral et le physique du convalescent la révolution la plus salutaire. Quelle joie d'être hors de cet hôpital où il voyait tous les jours mourir de ses camarades ! il se promet bien, à part son petit lui-même, de ne plus remettre le pied en Afrique. Arrivé *au pays*, il n'est pas mieux couché, mieux nourri qu'au camp ; mais il dort sous le toit paternel; assis à la table de famille, il raconte ses traits de bravoure, ses dangers, ses privations qu'il exagère un peu sans inconvénient ; on l'écoute, on l'admire. C'est un autre homme, en voici un exemple que je dois à l'obligeance de Messieurs les frères *Monard.*

« Le sieur Grangy, du train des équipages, était retenu à l'hôpital depuis le mois d'avril dernier ; véritable cadavre, après diverses rechutes de fièvre, et leurs phases adynamiques et dysentériques, il ne conservait plus que le mouvement et un appétit qui l'entraînait à de funestes écarts de régime; anéanti au moral comme au physique, l'espoir seul d'un retour prochain dans son pays, fit renaître chez lui un peu d'intelligence et commença à le ranimer. Pour profiter de ce moment qui pouvait ne pas durer et ne plus reparaître, il y eut quelques obstacles à surmonter. Refusé d'abord à l'embarquement, parce que son extrême maigreur inspirait des inquiétudes et permettait de douter de ses forces, ce ne fut que huit jours après, et sur quelques représentations en sa faveur, qu'il put enfin partir pour la France.

Trois mois de séjour dans sa famille ont suffi pour effacer jusqu'aux moindres traces d'une longue maladie; il est rentré aujourd'hui en pleine santé à son corps. » (1)

2° *Il est toujours possible de le guérir de manière à ce qu'il perde la susceptibilité morbide. Des frictions avec la teinture éthérée de quinquina, l'usage des vins généreux à petite dose, une alimentation substantielle, les préparations amères et toniques, et au besoin les sels de fer, auront en peu de temps, rendu au malade la force et les couleurs, et l'auront armé mieux que jamais contre l'infection.*

Non, Monsieur, vous n'avez point guéri, vous n'a-

(1) Journal des Connaissances Médico-Chirurgicales, sixième année.

vez pu guérir en peu de temps, un convalescent de la fièvre intermittente pernicieuse, elle est trop enracinée : discernons la fièvre périodique et l'intermittente erratique. A la première, l'acuité ; à la seconde, la chronicité. La périodique est une maladie essentielle dont les accès retentissent avec véhémence dans toute l'économie, et qui s'accompagne le plus souvent de symptômes viscéraux. Tant que la périodicité subsiste, il est possible d'enlever la fièvre et avec elle les symptômes qui composent son cortège. La périodique est-elle devenue erratique, elle a pris pied dans les viscères abdominaux et a passé désormais à la chronicité. Cependant les accès ont d'ordinaire perdu de leur intensité et sont plus éloignés ; mais cet amendement ne profite point aux affections viscérales, parceque l'intermittente erratique ne relève pas du premier mobile, de la cause de la périodique, et le quinquina n'a pas non plus la vertu de guérir une fièvre qui n'est pas périodique. Il semblerait pourtant que l'appétit se soutenant devrait faire espérer de l'amélioration ; nullement. Les viscères de la digestion étant trop altérés, les alimens appétés occasionnent la diarrhée et augmentent l'irritation viscérale.

« J'ai vu des malades en Hollande où règnent
» endémiquement aussi des fièvres de tous les ty-
» pes ; j'en ai vu en Russie et en Espagne ; j'ai

» fréquenté les hôpitaux de Paris ; mais, je le dis
» avec sincérité, nulle part je n'ai rencontré de ces
» énormes engorgemens de la rate et du foie, de
» ces altérations désorganisatrices de l'appareil di-
» gestif et du péritoine, telles que celles que j'ai
» observées en Afrique. » (Docteur *Deleau.*) Ajoutez l'extraordinaire faiblesse des convalescens. J'ai essuyé cinq accès de tierce délirante à Paris, année 1831, et trois accès de périodique sub-intrante en Corse. J'ai été parfaitement rétabli en quelques semaines la première fois, et il m'a fallu neuf mois au sein de ma famille, pour recouvrer toute ma santé, la seconde fois, et pourtant il n'y avait pas de physconie.

3° *Éloigner (le convalescent) du lieu infecté, l'envoyer dans des contrées salubres, pour le faire revenir ensuite dans le pays marécageux, c'est l'exposer comme au premier jour, lui faire perdre le bénéfice d'un acclimatement acquis ; rien n'est plus commun que de voir des militaires, qui sont allés en France, y ont recouvré la force et l'embonpoint, être atteints de la fièvre, aussitôt qu'ils ont remis le pied en Afrique, et je pourrais par contre, citer dans ma pratique de nombreux exemples de maladies graves, guéries dans le lieu même où elles ont été contractées et suivies de convalescence franche et d'un retour parfait à la santé au milieu des plus grandes fatigues et des plus fortes privations*, et il rapporte une observation qui le met en contradiction avec lui-même :

« Un de mes amis et confrères, M. Heitz, aide-major au même hôpital que moi, était depuis longtems tourmenté d'accès de fièvre qui, après avoir disparu, ne tardaient pas à revenir. Après avoir en vain pris d'énormes doses de sulfate de quinquina, il vit la fièvre devenir continue, et malgré, je ne sais si c'est une ou deux saignées, son état s'aggrava tellement qu'il dut prendre et garder le lit. Je fus appelé près de lui, et je le trouvai fort maigri et abattu ; le pouls était très faible et fréquent, il y avait résolution complète des membres ; la face était colorée, les yeux assez rouges ; la langue large, plate, était couverte de mucosités d'une blancheur remarquable qui ressemblaient à une mousse de savon épaisse ; la tête ordinairement libre se perdait à de rares instants pour se retrouver aussitôt ; c'était au milieu d'une phrase dont le sens était fort clair que survenait un mot incohérent ; la nuit, le délire se marquait davantage, et deux ou trois fois le malade voulut se lever et s'enfuir. La sulfate de quinine avant et après un vomitif, et le vin de Bordeaux administré par cuillerées toutes les heures, quelques soupes aussitôt que le malade en exprima le désir, mirent fin au danger le huitième jour.

Le quinzième jour de la maladie, le malade put sortir; *il fit ensuite un court voyage en France, et revint au mois de septembre, à partir duquel il fut chargé d'un des services les plus pénibles; pendant trois ou quatre mois il resta sous la tente, chargé d'une quantité considérable de blessés et de cholériques, et sa santé n'a pas failli.* »

Perçons le mur : tous les médecins de l'Afrique française qui se vantent d'avoir guéri en temps épidémique, la fièvre intermittente simple sans quinquina, ou la périodique pernicieuse sans avoir continué l'usage de l'anti-périodique long-temps après la suppression de la fièvre, se trompent et trompent la France.

Les convalescens d'Afrique se rétablissent lentement et imparfaitement à Avignon, parceque le climat y est encore trop chaud.

Laissons-là les conjectures et marchons avec les faits, la statistique du dépôt d'un régiment revenu d'Afrique fait connaître assez bien le mouvement des convalescens.

Renseignemens *donnés par le Major commandant le Dépôt du 3e léger, à M.* Gouraud, *Médecin ordinaire à la Succursale des Invalides d'Avignon, sur la situation physique des hommes envoyés de l'Algérie en convalescence audit Dépôt.*

CONVALESCENS VENUS DES BATAILLONS DE GUERRE au dépôt.			QUI ONT OBTENU DES CONGÉS DE CONVALESCENCE pour se rendre dans leurs foyers.			QUI, APRÈS ÊTRE RENTRÉS AU DÉPOT ONT ÉTÉ DIRIGÉS, COMME GUÉRIS, sur les Bataillons de guerre.		
en 1841.	en 1842.	en 1843 (jusqu'au 20 Mai.	en 1841.	en 1842.	en 1843 (jusqu'au 20 Mai.	en 1841.	en 1842.	en 1843 (jusqu'au 20 Mai.
172	149	17	126	25	48	11	45	37
338			199			93		

Avignon, le 25 Mai 1843.

Le Major Commandant le Dépôt du 3e léger.
Signé : DUFOUR.

OBSERVATIONS DE M. LE COMMANDANT DUFOUR.

—

1o Le plus grand nombre des militaires qui ont été évacués des hôpitaux de l'Algérie sur le Dépôt du corps, à Avignon, y ont obtenu des congés de convalescence et des prolongations qui les ont tenus en position d'absence pendant près d'un an; quelques uns y sont restés davantage encore; plusieurs, après leur rentrée au Dépôt, non guéris, y ont reçu de nouveaux congés de convalescence pour retourner dans leurs foyers.

2o Depuis la bienfaisante décision Ministérielle du 16 Décembre 1842, qui alloue des rations de vin et de riz aux malades rentrés d'Afrique, lesquels sont à cet effet réunis à un ordinaire particulier, un certain nombre de ces derniers ont pu, après trois ou quatre mois de soins et de repos, être remis en route pour les Bataillons de guerre.

3o En somme, nous avons vu que les fièvres intermittentes et les engorgemens abdominaux contractés en Afrique ont exigé de fort longs traitemens, souvent même inefficaces, malgré le repos et les soins, à l'égard de beaucoup de sujets, dont les uns ont été réformés, dont les autres sont morts dans les hôpitaux; dont plusieurs enfin sont conservés au Dépôt dans l'espoir d'une guérison prochaine.

Du premier janvier 1841 au premier janvier 1842, il y a eu 88,383 entrées dans les hôpitaux; le nombre des journées de traitement a été de 2,269,588; la durée moyenne du séjour à l'hôpital a donc été de 18 jours 8 dixièmes. De ce qu'il y a eu 88,383 entrées pour un effectif moyen de 75,000, il ne faut pas en conclure que tous les soldats sont allés à l'hôpital et quelques-uns plus d'une fois. Ce qu'il en faut inférer, c'est qu'il s'est manifesté de nombreuses rechûtes, danger auquel on s'occupe de remédier par la création des dépôts de convalescens. On en a établi quatre, on en prépare deux autres. Bientôt, il est permis de l'espérer, aucun soldat ne sera renvoyé directement de l'hôpital à son corps, et l'on évitera ainsi les rechûtes plus cruelles que les maladies mêmes. Les rechûtes sont pour moitié peut-être dans le nombre des morts qui s'est élevé à 7,802, soit 10 et 5/10e pour 100 de l'effectif de l'armée. (Le siècle 30 mai 1843).

Ce qui nous fait mal, c'est de voir l'avis d'un médecin juif, âgé de moins de 30 ans, (il en faut 35 pour être médecin d'un hôpital à Paris), l'emporter sur l'avis des vétérans de l'hôpital du Dey et des médecins de l'armée de Morée; c'est de voir des personnes qui ne sont point de la profession régler le traitement pharmaceutique des convalescens de la fièvre intermittente. *Les officiers de santé des corps*, nous dit-on, *donneront eux-mêmes le sulfate de quinine en pilules aux convalescents*. Eh ! Messieurs, il ne faut point de sulfate de quinine aux convalescens de l'intermittente erratique. Venez au dépôt des convalescens d'Afrique, à Avignon ; aucun d'eux ne prend de sulfate de quinine, à cause de l'abus qu'ils en ont fait et du caractère de l'intermittence qui n'est plus périodique. Ce n'est pas tout. L'administration de la quinine en pilules, est mauvaise. Si la pilule est dure, elle passe debout, telle qu'une lentille qui n'a pas été mâchée, a-t-elle la consistance pâteuse, son impression est trop mordante à l'endroit du contact de la tunique muqueuse de l'estomac où elle peut demeurer stationnaire jusqu'à sa dissolution ; tandis que la même dose de quinine donnée dans quelques onces d'eau pluviale s'étend en nappe à son ingestion, et agit aussitôt sur toute l'économie.

Il y a amélioration en Afrique depuis deux ans. Savez-vous pourquoi ? sans doute il faut accorder quelque chose aux mesures hygiéniques, mais la véritable cause d'amélioration, c'est que vous avez lâché la main, que vous avez donné des congés de convalescence, et que vous ne comptez pas les fiévreux qui sont morts hors des hôpitaux. Ne vous vantez pas de vos six dépôts de convalescens en Afrique avant d'en avoir fait l'épreuve. C'est le climat néfaste pendant six mois de l'année, sans parler de l'intercurrence qu'il faut combattre en Afrique, et vous ne le vaincrez pas en temps de guerre sans congés de convalescence.

AUXILIAIRES, SUCCEDANÉES DU QUINQUINA.

Auxiliaires. — Le quinquina a-t-il besoin d'auxiliaires ? On ne sait pas comment il agit, on ne sait par conséquent de quel côté lui porter secours. *Fagon*, *Torti*, ne lui en connaissaient pas d'autres que le régime. Ils le donnaient (et le prenaient eux-mêmes) pur, dans de l'eau, de l'infusion de chardon bénit. *Carduus benedictus*, (LIN SPEC 1296), du vin aux personnes qui n'étaient pas hydropotes, *Senac* recommande la plus grande circonspection dans le choix des auxiliaires ; *Weihart* les interdit tout-à-fait, tant il craint qu'ils ne contrecarrent l'anti-périodique ! *Cortici chinæ chinæ aliis admixtis medicamentis febrifugis vix ullam accedere virtutem, multam è contrà sæpe detrahi.*

Vous retranchez d'autant plus de la vertu du quinquina que vous en accordez davantage aux auxiliaires ; vous remettez ainsi en question ce que vous avez décidé.

Nos confrères de Morée et d'Afrique nous déclarent qu'ils ont perdu des fiévreux de gangrène produite par des sangsues, des vésicatoires, des sinapismes ; si des topiques dont on a provoqué l'action, ont causé la mort, *à fortiori*, des remèdes internes qui agissent à perte de vue. Nous avons donné des exemples de périodiques gangréneuses.

Prenons les choses telles qu'elles sont : Un médecin a cent fiévreux à visiter, aux termes du réglement. S'il s'arrête un peu plus de temps à un malade en danger, on lui représente que la distribution des médicamens doit se faire avant celle des alimens et la routine achève la visite. Le chevalier *Talbot*, après avoir reçu du ministre Colbert, *deux mille louis d'or comptant et deux mille livres de rente annuelle* pour son secret, c'est-à-dire pour la meilleure manière de faire usage du kinkina, imagina diverses compositions d'infusions, de sirops, d'essences, de vins de kinkina pour des fièvres intermittentes de différens types chez des enfans, des femmes, des adultes ; plusieurs grands de la cour furent ses dupes sur la foi de ce distique de *Marot :*

Nature également ne départ ses largesses,
Beaucoup possèdent l'art, peu savent les finesses.

Mais *Fagon* fit sentir que le kinkina possédait en lui-même [1] toute la propriété de guérir la fièvre

[1] Les admirables effets du kinkina confirmés par plusieurs expériences, avec la manière de s'en servir dans toutes les fièvres pour toutes sortes d'âges. 1703, in-12.

intermittente ou rémittente. Cette prétention à la spécialité n'est point particulière à l'empirique *Talbot.* Le célèbre *Bordeu* avait exagéré son savoir faire quand il publiait que par le pouls, il connaissait le siège des maladies; aujourd'hui personne n'admet son paradoxe. « Le battement du cœur et des » artères, dit-il, donne le premier indice de l'altération des phénomènes vitaux. Semblable aux » mouvemens d'un vaisseau qui fend la mer à pleines voiles par un vent favorable et qui est aisément dérangé dans sa course par des changemens » que le vent et les cordages peuvent faire dans l'effet des voiles, le pouls est de même troublé dans » sa marche, dès que quelque organe du corps fait » un effort, une compression, un tiraillement sur » le pouls. » (BORDEU, *recherches sur le pouls.*) Le pouls n'est qu'un des élémens du diagnostic. On ne peut comparer les effets physiques aux effets vitaux. Les premiers sont soumis à nos sens; les astres, corps insensibles, obéissent aux lois de la mécanique; les derniers échappent à nos calculs. Tout ce qui tient à la vie est sujet à l'incertitude et à l'erreur.

Qualibus in tenebris vitæ quantisque periclis,
Degitur hoc ævi quodcumque est! LUCRET.

Cette fausse comparaison plaît fort aux gens du

monde ; elle leur fait croire que sans avoir étudié ils savent quelque chose.

J'ai fait partie dernièrement d'un conseil trimestriel de visite à l'Hôtel-Dieu, présidé par un maréchal de camp qui tâtait le pouls et inspectait la langue aux convalescens, en disant avec hilarité : *Aujourd'hui nous devons être médecin.*

De nos jours, on voit de beaux esprits trop pleins d'eux-mêmes ou ne prisant pas assez leurs confrères, qui affichent une spécialité. L'académicien *Double* passe pour avoir eu cette faiblesse. Il est mort dans l'expectation et l'entêtement, et pourtant le diagnostic de sa maladie et l'indication de la saignée étaient assez clairs. Bon avocat pour les autres, il n'a pas su plaider sa cause.

Le baron Michel, médecin principal, médecin de l'hôpital français, à Rome, du temps de l'empire, a fait une étude particulière du symptôme culminant de la pernicieuse périodique, et il attribue *à son grand usage*, la médication directe qu'il propose de sept symptômes culminans :

Depuis l'huile de *Mathiole*, sortie du cerveau de *Lancisi*, jusqu'à l'opium, souvent calmant, quelquefois excitant, tous les auxiliaires du quinquina sont tombés en désuétude ou restés en litige, tandis que le quinquina se tient debout dans toute sa force.

On compte 30 à 40 symptômes culminants qui donnent leurs noms simples ou composés à la périodique pernicieuse ; n'est-il pas plus sûr, puisque là sont autant de tiges qui sortent du même tronc, d'attaquer le tronc, que d'élaguer les tiges les plus saillantes (observation 25e ajoutez-y la douleur cervicale accusée après la maladie.)

M. *Yvaren*, médecin de l'Hôtel-Dieu d'Avignon, nous a parlé d'un asthme traité par un homœopathe, et qui se compliqua d'une fièvre tierce insidieuse qui fut funeste au second accès. Cette fièvre présenta successivement quatre symptômes dominants, l'aphonie, la surdité, l'hydrophobie et l'épilepsie.

Voici les sept auxiliaires spéciaux du baron :

1° *Fièvre remittente pernicieuse soporeuse ;* seize grammes de kina et seize grammes d'eau thériacale.

2° *Fièvre intermittente soporeuse* : 16 grammes de quinquina avec 30 gouttes de laudanum.

3° *Fièvre sub-intrante ictérique avec phlyctènes* : Tartre stibée, puis une limonade végétale. Le lendemain infusion de camomille avec 30 gouttes de laudanum. Le troisième jour au matin, kina 16 grammes, 30 gouttes de laudanum.

4° *Fièvre remittente, pernicieuse, algide* : 16 grammes de quinquina avec 25 centigrammes de camphre er 30 gouttes de laudanum.

5° *Fièvre pernicicieuse diaphorétique*, 8 grammes de quinquina uni à la liqueur d'Hoffmann.

6° Fièvre pernicieuse hémoptoïque quotidienne, quinquina à la dose de 8 grammes uni à l'alcool sulfurique, 30 gouttes, et pour boisson la limonade minérale.

7° *Fièvre pernicieuse remittente céphalalgique*, application de sangsues derrière les oreilles pendant la durée de l'accès, six grains de sulfate de quinine, de deux heures en deux heures pendant l'accès qui n'avait plus de remission appréciable.

Si M. Michel possédait ce tact, il serait le plus habile d'entre nous tous, car c'est le tact qui fait l'essence du médecin; il pourrait ne pas être pourtant ici le meilleur thérapeute; la médecine est déjà par elle-même assez difficile sans qu'on la hérisse de tant de subtilités inutiles; un médecin ordinaire de seconde classe peut être aussi bon guérisseur de notre fièvre qu'un médecin principal. Nous en avons déposé dans ce mémoire plusieurs exemples tirés de notre pratique. Nous ne savions l'un et l'autre quel pronostic porter sur l'accès qui répondait à l'administration du quinquina. Le docteur Milet, son chef de clinique à Rome, et, auparavant notre disciple, témoigne la même incertitude; il a vu des soldats apportés dans un état désespéré à l'hôpital français guérir par le quinquina gris seul donné immédiatement, et d'autres fortement constitués périr dans la première et la plus prompte médication péruvienne. Tenons-nous en donc au quinquina et que tous les médecins se croient capables de sauver la vie par leur attention et leur empressement à suivre la méthode du médecin de Modène. Que ce soit là un premier point de règle arrêté.

SUCCÉDANÉS. — *Les maladies se rangent en trois classes à raison de leur solution.*

1° *Maladies qui peuvent guérir sans le secours de l'art.* Ce n'est pas que la présence de l'automédon sur son siège ne soit quelquefois utile, mais les coursiers peuvent cheminer si bien, que le char arrive à sa destination, sans qu'il y ait un coup de fouet à leur donner. Qui n'a pas été malade plus d'une fois en sa vie, sans appeller de médecin !

2° *Maladies qui guérissent par le concours de l'organisme et de l'art.*

Affrontez les deux fragmens d'un os long, la nature se chargera de les souder, à condition que vous les tiendrez immobiles jusqu'à la consolidation de la fracture.

Mettez en contact ou en approximation les deux bords d'un coup de sabre, la nature cicatrisera la plaie, moyennant une inflammation préliminaire.

Plus d'une fois aux armées nos soldats amputés se sont pansés les uns les autres après la levée du premier appareil, et ont cicatrisé leur moignon, la nature ne demandant qu'à n'être pas contrariée. Rose Alison, agée de seize ans, fut blessée aux deux cuisses, le 28 juillet 1835, dans l'attentat de Fieschi, elle fut portée à l'hôpital St-Louis où on lui amputa la cuisse gauche sur le champ, le lendemain j'allai la voir, l'ayant connue comme domestique chez M. Brocar, chef de bataillon retraité. Quel devins-je, en voyant ses plaies découvertes et soumises à une irrigation continuelle! *Je ne souffre point*, me dit-elle, *tant que l'eau arrose mes plaies;* la pauvre fille ne savait pas que la douleur est la sentinelle de la vie! j'informai de ce contre-sens chirurgical, une notabilité, mon collègue, à l'armée d'Italie, an II de la république, pensant qu'il s'intéresserait par sa position particulièrement aux blessés de juillet.

La réponse ne fut pas tranquillisante, *il fallait laisser entière liberté à l'opérateur*. L'irrigation fut continuée jusqu'à la fin de la vie. Le corps d'Alison fut embaumé le 4 août, et déposé le lendemain avec les autres victimes de l'attentat, dans les caveaux des invalides. L'irrigation ne peut être le succédané de l'inflammation préliminaire pour la cicatrisation.

3° *Maladies inévitablement mortelles ou incurables.*

Les remèdes en apparence les mieux indiqués ne font que du mal. Les jeunes gens peuvent mourir, les vieillards doivent mourir. La plupart du temps, les riches qui ne veulent pas souffrir les infirmités de la vieillesse, avancent leur fin et la rendent plus amère. Les anciens médicamentaient beaucoup et opéraient peu, ils se faisaient gloire d'être les serviteurs et les interprètes de la nature. Les novateurs veulent que la plupart des guérisons soient dues à l'art plus qu'à la nature, en dépit de ce dogme de Cos, *la nature peut guérir sans l'art, l'art sans la nature, jamais....*

L'acide arsénieux est-il le succédané du quinquina?

Multa renascentur quæ jam cecidère, cadentque.

L'arsénic est un exemple de cette mobilité de médication si préjudiciable aux malades. Ce poison fébrifuge a été en grande vogue avant et après la découverte du quinquina, il a vraiment arrêté la fièvre intermittente, mais les mauvais résultats qui s'en sont suivi l'ont fait tomber.

Stork a vu une fièvre intermittente qui se transforma en fièvre hectique après un traitement arsénieux. (Ann. méd., pag. 79, 80.)

Markaskius en fait à peu près le même rapport : j'ose assurer, dit-il, que bien que la fièvre intermittente soit enlevée, le caractère du venin reste dans le corps, et que les fébricitans guéris par cette voie ne jouiront pas le reste de leur vie de la plénitude de la santé : *Ausim profectò asseverare quantùm libet hæc febris tollatur, remanere tamen in corpore veneni caracterem, nec ægros hâc viâ curatos adeò prosperâ valetudine per vitæ reliquia gavisuros. (Bibliotheca Mangeti, Tom. 2.)*

Pour n'omettre aucune tentative, quelques médecins, dit Senac, ont osé employer l'arsénic contre les fièvres et ils en rapportent plusieurs exemples de guérison, mais les convalescents sont tombés dans la phthisie et ont fini par en mourir. *Ut nihil relinqueretur intentatum quidam ad venena ipsa confugere ausi sunt, arsenicum ab iis adhibitum, eoque plurimæ febres memorantur devictæ, sed ægri in phthisim tandem delapsi mortui sunt.* (Lib. III, Cap. XI de febribus, pag. 285.)

La solution arsénicale et le cuivre ammoniacal arrêtent les fièvres intermittentes, dit Giannini, mais ce sont, dit son traducteur, deux poisons si dangereux, qu'il n'a osé les employer dans les intermittentes rebelles. (Tome 2, page 18.)

Stahl fait mention de deux fiévreux tués par l'acide arsénieux.

Stork rapporte le cas d'une fièvre intermittente qui se transforma en fièvre hectique pour avoir subi un traitement arsénieux. Frank, médecin de Wilna, s'est arrêté dès qu'il a vu que sa médication par l'arsénic prenait une mauvaise tournure sur quelques-uns de ses fébricitans, au grand regret de ses élèves, qui auraient voulu que le maître poussât ses expériences jusqu'au bout. *Non de corio bovino sed de humano agitur*. (Fab. hild.)

Je sais qu'en 1809 et 1810, on a observé à l'hôpital de Pavie, où un médecin employait l'acide arsénieux, dans le traitement des fièvres en question (intermittentes), qu'à mesure que les salles où étaient les malades atteints de fièvres intermittentes désemplissaient, celles des chroniques augmentaient. (*Statistique médicale* par M. le baron Michel.)

« Les succès de l'arsénic pris à l'intérieur ne » sont pas assez soutenus, assez bien constatés » pour qu'il nous inspire une confiance entière. Les » effets consécutifs du métal, alors même qu'il a » paru utile dans son administration, sont sou- » vent un délabrement incurable de la santé; et » plus souvent encore de graves accidents arrêtent » le praticien dès qu'il entreprend de l'administrer; » il y a quelque chose d'important à découvrir sur » l'opportunité et la tolérance de ce médicament.

» Ce motif a porté le conseil à différer son intro-» duction dans le Formulaire. »

On croyait en avoir fini avec l'arsénic, et voilà le docteur Boudin, médecin de l'hôpital militaire de Marseille, ex-médecin de l'Algérie, qui entreprend de le réhabiliter et de le placer en pyrétologie à la hauteur du quinquina, il a guéri avec l'arsenic des intermittentes qui avaient résisté au quinquina, *et vice versâ.* Qu'est-ce à dire? Il y a deux espèces d'intermittentes : la périodique légitime et l'erratique qui n'est qu'une périodique dégénérée. Très cher et honoré collègue à l'hôpital du Dey, je vais vous parler par la fenêtre, afin que les autres puissent nous entendre.

« Je n'ai pas le droit de contrôler votre fébrifuge, » ne l'ayant jamais admis dans ma pratique, vous » avez de grande autorités contre vous, mais il y en » a de plus grandes, ce sont les faits.

» L'intermittente la plus simple peut se convertir » inopinément en fièvre pernicieuse, celle-ci cède tou-» jours au quinquina quand le fébrifuge a été donné » à temps, suivant la méthode de *Torti* et continué » aussi long-temps que le prescrit Fagon; ne tou-» chez pas avec votre arsénic à cette intermittente. » C'est une fièvre à quinquina, à la condition que » l'intermittente soit périodique, n'eut-elle eu qu'une » intermission entre deux accès, entre les prodromes

» et le premier accès. Nous ne voulons point pour » elle de votre arsénic, ni de tout autre fébrifuge, » parce que notre anti-périodique n'a point encore » failli dans les circonstances voulues. Renverriez- » vous un domestique qui n'a pas cessé de vous bien » servir, pour un autre qu'on vous dirait être aussi » fidèle ? »

» Si la fièvre périodique se reproduit, elle a peut-être » perdu la périodicité et demande alors un autre re- » mède ; le quinquina n'est qu'anti-périodique, *Torti* » déclare qu'il n'a écrit que pour les fièvres périodiques » pernicieuses *ad febres periodicas perniciosas*. Quant » aux intermittentes qui ont perdu la périodicité, » qu'il appelle *febres vagœ* (*Therapeuticœ specialis*, » lib. V. Caput II.) il les abandonne à ses succes- » seurs. C'est donc un laurier qu'il laisse à cueillir » aux médecins de l'Afrique Française. »

» Vous annoncez que vous avez trouvé le spé- » cifique de l'intermittente erratique (car ce ne peut- » être que l'erratique). Soyez encouragé en atten- » dant que vous soyez glorifié ; l'inefficacité de votre » spécifique nous jetterait dans un grand embarras, » à présent que l'autorité supérieure nous a retiré no- » tre seul prophylactique, le changement de climat. » Il nous faudrait chercher un autre anti-erratique, » essayer peut-être le cuivre ammoniacal, à moins » qu'instruite par le malheur, elle ne rapportât la

» fausse mesure qu'elle a prise sur l'avis d'un » trop jeune médecin, fausse mesure à laquelle » M. *Roux*, médecin en chef de l'armée de Morée, » porte un second coup en ces termes :

« En m'entretenant avec les médecins de l'armée » et avec les chirurgiens-majors des régimens de la » division sur l'opiniâtreté des fièvres périodiques » régnantes, sur la fréquence des rechûtes et sur le » grand nombre de récidives, j'exprimai mon opi- » nion sur l'utilité que l'on retirerait d'un change- » gement de climat pour les fiévreux qui se trou- » vaient dans ce cas. Leur sentiment, conforme au » mien, fut unanime sur ce point ; et pouvait-il ne » pas l'être, quand on sait que ce moyen est *seul* » capable de rompre la chaîne vicieuse du mouve- » ment organique, qui reproduit alors si facilement » la fièvre, et *seul* susceptible de donner un résul- » tat avantageux infructueusement attendu de l'ac- » tion des remèdes ? »

» Heureux rénovateur répétez, confirmez et pu- » bliez vos succès, nous suivrons votre exemple et » traiterons selon votre méthode au dépôt des conva- » lescents Africains que nous avons à Avignon ; seule- » ment nous désirons que vous ne donniez pas à l'ar- » sénic, si vos essais réussissent, le titre de succédané » du quinquina, il n'en est que le complément. Notre » fébrifuge est anti-périodique, le vôtre ne peut-être » qu'anti-erratique.

» *J'ai fait l'expérience de l'arsenic sur moi-même*, » dites-vous, votre expérience est insuffisante. »

» Vous recommandez de persister dans l'emploi » des préparations arsénicales, ou jusqu'à cessation » des accidens à combattre, ou au moins jusqu'à » constatation de leur impuissance médicale, et vous » n'avez fumé qu'un demi cigare arsénical! Nous ne » donnerons point votre poison-fébrifuge en pilules, » mais en cigarettes à fumer loin de la compa- » gnie, à la chûte de l'accès et non cinq heures » avant l'accès présumé, puisqu'on ne peut assi- » gner une époque fixe au retour des accès de la fièvre » erratique.

» Il nous reste à dire un mot de la physconie: » comment la dissiper! Vous avez coupé court aux » accès de l'erratique, ils causaient, entretenaient et » augmentaient de plus en plus l'hypertrophie des » viscères abdominaux. La fièvre cessant il est pro- » bable que ces viscères reviendront d'eux-mêmes » insensiblement à l'état normal, deux observations » récentes élèvent notre conjecture jusqu'à la certi- » tude.

» Le 11 mai 1843 sont entrés à l'hôpital de la » Charité, dans le service de M. le professeur Andral, » le sieur Giraudier, peintre, 31 ans, et le sieur » Dorter (Jean-Claude), 44 ans, marbrier, tous deux » affectés de la récidive d'une fièvre contractée en

» Afrique, le foie et surtout la rate avaient un volume
» énorme ; la rate du premier fébricitant a diminué
» de plus de 4 centimètres en hauteur et de deux
» d'épaisseur dans la journée du 12, *avant l'usage*
» *d'aucun médicament*. La rate de l'autre fébricitant
» avait de même sensiblement diminué de volume.
» Le rédacteur de ces deux observations parle d'ex-
» périences encore inédites qui prouveront que sous
» l'influence d'une légère prise de coloquinte, la rate
» hypertrophiée revient à son état normal, à la honte
» du sulfate de quinine préconisé par M. le profes-
» seur Piorry, dans les hypertrophies de la rate. Eh
» Messieurs, expectez ! laissez faire au temps, *sat*
» *citò*, *si sat benè*. Vos convalescens de l'Afrique
» guériront naturellement dans le climat de Paris. »

Le rédacteur fait l'apologie de l'arsénic et par prudence, garde l'anonyme ; il craint qu'un jour (sans doute quand il soutiendra sa thèse) on ne lui fasse un crime de s'être montré homœopathe, *Commisisse cavet quod mox mutare laboret.*

Le corps des officiers de santé se recrutant par les hôpitaux militaires d'enseignement, vous parviendrez à avoir des chirurgiens majors tous capables d'opérer ; mais des médecins en état de traiter la fièvre intermittente, tôt ou tard la plus meurtrière des épidémies et des endémies dans les régions tropicales, où les formerez-vous ? Ce n'est pas les hôpitaux militaires d'enseignement actuels. « Nous leur mettons entre les mains le » Recueil des Mémoires de médecine, de chirurgie et » de pharmacie militaires. » Cet ouvrage est susceptible de devenir excellent; toutefois jusqu'à présent, il n'est qu'une sorte d'éponge qui rend l'eau telle qu'elle l'a prise, de Bible où chaque praticien trouve et choisit ce qui cadre avec ses inspirations. La plus grande discordance règne parmi les médecins de l'Algérie, enverrez-vous vos jeunes esculapes aux Iles Marquises et aux Iles de la Société, avec des pouvoirs illimités avant d'avoir donné une saine direction à leurs études? leur sera-t-il loisible de faire fouiller les étangs pour les dépeupler de sangsues, de faire couler le sang à leur gré, de prescrire indifféremment le quinquina ou l'acide arsénieux, d'être homœopathe? *Broussais*, hier l'idole du jour, a égaré cette jeunesse studieuse, avide d'instruction et de nouveauté, il ne lui a rien dit de *Torti* ennemi de la saignée et a consacré un chapitre à Werlhof, qui ne lui va pas à la cheville. Je sais que la médecine physiologique penche vers sa ruine et marche pantelante; mais un autre médecin systématique et passionné va surgir peut-être, et enseignera une doctrine fallacieuse à ses disciples, dont l'âme est ouverte à toutes les impressions, et le jugement plus faible que la mémoire et l'imagination ne sauraient distinguer l'erreur de la vérité, si près l'une de l'autre. Écoutez *Vanhelmont* déclamer contre la saignée :

« La médecine n'est pas un vain mot, » point de jactances ; des faits, des faits, mar- » chons avec des faits ; vous dites humoristes, » que vous guérissez par la saignée du bras, » moi, je prétends guérir sans la saignée. Allons, » qu'on nous mette à l'épreuve ; prenons dans les » camps, dans les hôpitaux, où vous voudrez, » deux cents, cinq cents fiévreux, pleurétiques, » n'importe, partageons-les en deux parties égales » et tirées au sort. La moitié qui me sera échue, » je la traiterai sans tirer une goutte de sang et » sans évacuation sensible : de votre côté vous » ferez autrement, et nous verrons combien de » morts aura chacun de nous. C'est le plus sûr » moyen de connaître la meilleure méthode. Pa- » rions cinq cents florins ; si je suis vaincu, j'adop- » terai la saignée. Magistrats, assistez à cette » épreuve, il y va de votre intérêt, on va com- » battre pour la vérité, pour votre vie. Il s'agit du » salut des enfans, des veuves, des pupilles, de » tout le peuple. De deux propositions contradic- » toires, il y en a une de vraie et une de fausse : » Humoristes, ne dites pas que votre méthode est » meilleure que la mienne, parce qu'elle est plus

» ancienne; les armes à feu sont d'une invention
» nouvelle et pourtant on s'en sert de préférence
» aux flèches. Oh! si les morts pouvaient revenir
» de l'autre monde où la vue est plus claire, ils
» pourraient bien nous dire qui de vous ou de moi
» les a envoyés au cimetière. » [1]

Que de personnes seraient mortes entre les mains de ce hardi parieur, homme d'ailleurs d'un savoir et d'un mérite distingués, si les magistrats n'eussent pas été prévenus que c'était un illuminé.

En attendant la création sur les lieux d'un hôpital de *perfectionnement* où l'on enseignera les dogmes de Cos et la tradition moderne sur la médication de la fièvre intermittente des contrées méridionales, je désire procurer à mes jeunes confrères une expérience anticipée en leur parlant de *Torti* et de *Fagon*. Leur bagage en sera plus léger et en aura plus de valeur.

(1) *Ortus Medicinæ*, Amsterdam. 1652.

NOTES.

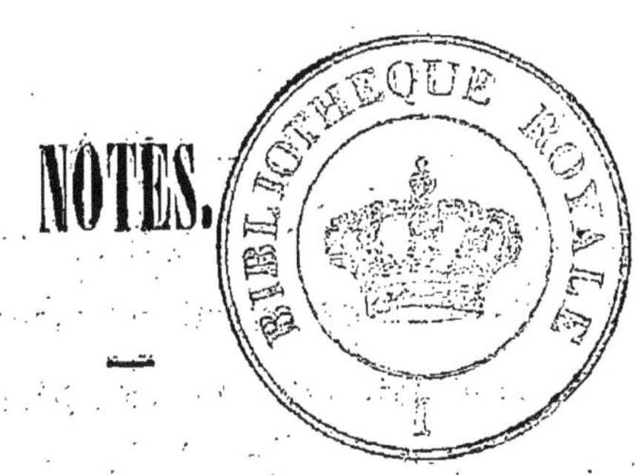

(a) Nous avons placé ce trait de mythologie, symbole de la nature humaine, dans notre Mémoire pour nous inscrire en faux contre les mauvaises doctrines que quelques professeurs de la Faculté de Médecine, sortant de leur sphère, débitent sans nécessité. *Broussais*, au lit de la mort, ne croit point que Dieu ait créé la matière ; il lui donne le titre d'arrangeur non de créateur de la matière qui est éternelle. M. *Dumas*, professeur de chimie à la Faculté de médecine, veut expliquer comment la matière parvient à être *la pensée* et comment *la pensée* revient à être la matière. « La matière brute de l'air, organisée peu à peu dans les plantes, vient donc fonctionner sans altération dans les animaux et servir d'instrument à *la pensée*; puis, vaincue par cet effort et comme brisée, elle retourne, matière brute, au grand réservoir d'où elle était sortie. »

C'est aux pères à présent qu'ils sont avertis, à prémunir leurs fils contre ces doctrines, avant de les envoyer étudier la médecine à la grande école.

(b) Le cœur maternel est le plus aimant, il s'identifie par le langage comme par le sentiment avec l'objet aimé. « Seigneur, fils de David, ayez pitié de moi ; ma fille est bien malade. SAINT-MATTHIEU, Chap. XV, *Prière d'une mère.* » — « Seigneur, ayez pitié de mon fils, il est lunatique et souffre beaucoup. » Chap. XVII. *Prière d'un père.*

(c) *Morgagni*, né à Forli, fut plus heureux que *Bichat*. Il se lia à Bologne avec *Valsalva*, qui devint son ami et l'associa à son grand travail sur l'organe de l'ouïe. *Morgagni* n'avait que 24 ans lorsqu'il fit paraître son premier volume des *Adversaria anatomica*, et en comptait près de quatre-vingt à la publication de son ouvrage *De sedibus et causis morborum per anatomen indagatis*, excellents traités où l'anatomie et la pathologie s'éclairent mutuellement.

Notre auteur recommande aux jeunes gens qui veulent acquérir des connaissances solides, l'étude de l'anatomie pratique et celle des substances médicamenteuses ; il établit, comme *Frank*, que pour faire une bonne clinique ils ne doivent soigner que peu de malades à la fois ; il les engage à voyager, à s'arrêter dans les grandes villes, à suivre les hôpitaux des armées ; enfin, il conseille à ceux qui veulent écrire, de se servir de la langue latine.

(*d*) La phrénologie est une science imaginaire. Sa réalité priverait l'homme d'agir, nous vivrions à la manière des animaux, subissant fatalement les premières lois physiques de notre organisation. Si nos dispositions morales venaient à se perfectionner ou à se pervertir, les traits de notre organisation restant toujours les mêmes, seraient de faux témoins.

Rien ne vous fairait présumer que ce vieillard, hideux d'avarice, que vous avez vu l'enfant le plus tendre et l'homme le plus généreux, finirait sa vie par tant peser à la société. La salle de phrénologie déshonore le cabinet d'histoire naturelle.

(*e*) Les uns attribuent l'ouvrage de *Recondita febrium intermittentium tunc remittentium natura* à *Senac*, les autres à *Bouvart* ; quel que soit l'auteur, il est français et fait le plus grand honneur à la médecine de Paris.

(*f*) Des censeurs chagrins voyant tant de nos soldats mourir de maladies en Afrique, se persuadent que nous ne conserverons pas notre conquête, ils jugent de l'avenir, par le présent, du temps de paix par le temps de guerre. Ils ne savent pas que la mortalité est dûe aux fatigues, aux privations, aux excès plus qu'à l'insalubrité du climat. Voyez ce qui se passe à Alger dans la troupe des disciplinés sous les ordres du colonel Marengo. Il n'y meurt pas plus de monde qu'en France à domicile.

(*g*) Le climat n'est pas seul invariable ; de tout temps les grandes colères et les grandes douleurs sont les mêmes et se traduisent partout en un seul langage. L'ami d'Achille, Patrocle est tombé sous les coups d'Hector. O fureur ! Achille court à la vengeance, il immole des Troyens sur son passage, et, à ceux qui implorent sa pitié, il n'a que cette réponse : *Patrocle est bien mort.*

L'épouse d'un pharmacien, mon ami, avait perdu son fils unique, âgé de sept ans, enfant charmant qu'elle a pleuré toute sa vie ; toutes les fois qu'on venait lui annoncer la mort d'un enfant qui donnait de belles espérances, *mon fils est bien mort*, disait-elle, en bondissant sur son siége.

FIN DES NOTES.

www.ingramcontent.com/pod-product-compliance
Ingram Content Group UK Ltd.
Pitfield, Milton Keynes, MK11 3LW, UK
UKHW012156240726
13966UKWH00002B/383

9 782011 749833